Dr. med. Bernd Kleine-Gunk

Resveratrol – Länger jung mit der Rotwein-Medizin

- Resveratrol verlängert die Lebenszeit und schützt nachweislich vor Krankheiten

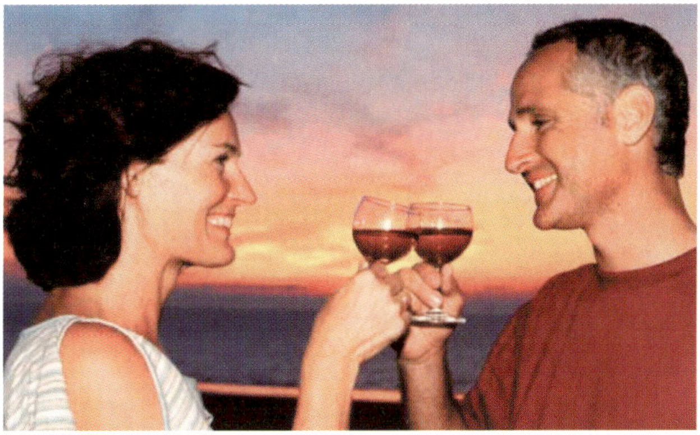

TRIAS

Inhalt

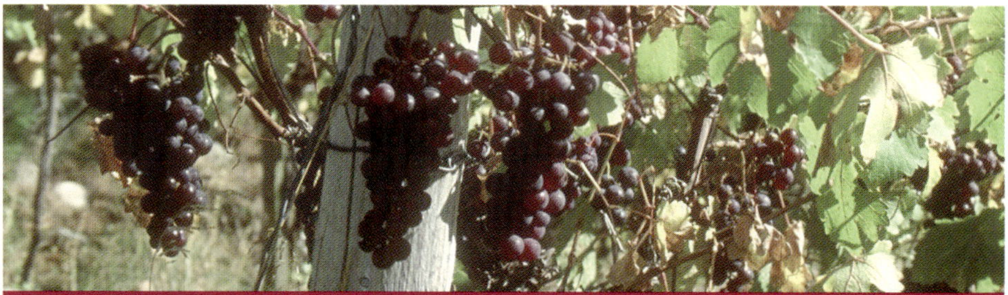

Inhalt

Einleitung

Genuss und Gesundheit – nur für wenige sind das die zwei Seiten einer Medaille. Die allgemein vorherrschende Meinung lautet noch immer: Der Weg zur Gesundheit ist ein Pfad der Askese. Fleisch ist ungesund, Fett sowieso, Schokolade macht dick und Alkohol ist ein Gift, das langsam tötet. So haben es uns echte oder vermeintliche Ernährungsexperten über Jahre hinweg eingeredet. Und so hat es sich in den Köpfen der meisten Menschen festgesetzt.

Die moderne Ernährungsmedizin zeichnet jedoch längst ein anderes Bild. Fleisch ist ein gesundes Nahrungsmittel, das uns mit Proteinen, Eisen und den wichtigen B-Vitaminen so gut versorgt wie nichts anderes. Fette sind absolut unverzichtbare Nährstoffe – ohne Cholesterin würde weder unser Gehirn funktionieren, das zu 70 Prozent aus Fett besteht, noch könnten wir irgendein Geschlechtshormon herstellen. Und manche Fette, etwa Oliven- oder Fischöl, schützen uns sogar vor Herz-Kreislauf-Erkrankungen und Krebs. Schokolade, vor allem die dunkle mit einem hohen Kakaoanteil, enthält wertvolle Polyphenole, die für unser Herz wichtige Schutzstoffe darstellen. Und Alkohol? Über ihn sind in den letzten Jahren so viele positive Untersuchungen veröffentlicht worden, dass man damit ganze Bibliotheken füllen könnte.

Das traut sich nur niemand zu sagen. Wer als Arzt anders über Alkohol spricht als mit warnend erhobenem Zeigefinger, macht sich schnell Feinde. Wenn Alkohol in der Medizin ein Thema ist, dann fast ausschließlich in Form der Alkoholkrankheit. Es steht völlig außer Frage, dass der Alkoholismus in unserer Gesellschaft ein großes gesundheitliches Problem darstellt. Auch dieser Ratgeber enthält ein Kapitel, das die fatalen Folgen übermäßigen Alkoholkonsums detailliert beschreibt. Aber die gesicherte Tatsache, dass übermäßiger Alkoholkonsum gesundheitsschädigend ist, darf nicht dazu führen, eine andere Erkenntnis zu verschweigen, die inzwischen als genauso gesichert gelten kann: Moderater Alkoholkonsum ist aktive Gesundheitsvorsorge.

Es gibt immer noch viele maßgebende Menschen im Gesundheitsbereich, die der Ansicht sind, einen solchen Satz dürfe man in einem medizinischen Ratgeber nicht schreiben. Durch derartige Aussagen würden Alkoholiker und entsprechend gefährdete Personen dazu verleitet, noch mehr zu trinken, und damit endgültig in die Sucht abgleiten. Ich teile diese Meinung nicht. Vielmehr glaube ich, dass ich bei den Lesern dieses Buches genügend differenziertes Denken voraussetzen darf, um zwischen dem Gebrauch einer Substanz und ihrem Missbrauch unterscheiden zu können.

»Die Dosis macht das Gift«, lautet der bekannteste Satz des spätmittelalterlichen Arztes Paracelsus. Dieser Satz besitzt auch heute noch uneingeschränkte Gültigkeit. Was in geringen Dosierungen heilende Wirkung hat, kann in hohen Konzentrationen gesundheitsschädigend oder sogar tödlich sein. Das gilt für nahezu jedes Medikament. Es gilt auch für den Alkohol, der – richtig dosiert – durchaus gesundheitsfördernde Wirkungen hat.

Jahrhunderte lang wurde Wein in der Medizin als Heilmittel eingesetzt. Angesichts der neuesten Studien bestehen gute Chancen, dass es in Zukunft wieder so sein wird; auch wenn sich niemand der Illusion hingeben sollte, dass ihm sein Rotwein demnächst von der Krankenkasse bezahlt wird. Gegen letzteres sprechen politische Gründe und die finanzielle Situation des deutschen Gesundheitswesens. Für den moderaten Konsum von Wein sprechen dagegen hunderte von wissenschaftlichen Untersuchungen. Die wichtigsten stellen wir Ihnen in diesem Buch vor.

Die Tatsache, dass Wein der Gesundheit förderlich ist, hat zum einen wesentlich damit zu tun, dass er Alkohol enthält. Die Studienlage zeigt diesbezüglich ein recht eindeutiges Bild: Moderater Alkoholkonsum schützt Herz und Gefäße, und zwar unabhängig davon, in welcher Form der Alkohol zugeführt wird. Dennoch gibt es Unterschiede bezüglich der jeweiligen Alkoholika. Eine besonders positive Wirkung entfaltet der Rotwein. Ende der achtziger Jahre hat in diesem Zusammenhang das so genannte »französische Paradoxon« für Aufsehen gesorgt. Die Tatsache, dass Südfranzosen deutlich weniger Herzinfarkte erleiden als Amerikaner, und das, obwohl sie genauso viel rauchen und ebenso viel Fett konsumieren wie jene, hatte die Bevölkerungswissenschaftler aufhorchen lassen. Und relativ rasch war auch die Ursache für diesen bemerkenswerten Umstand gefunden: Der hohe Rotweinkonsum – so erklärten uns die Wissenschaftler – schütze die Franzosen vor dem Herzinfarkt.

Inzwischen sind wir 15 Jahre weiter – und um einige Erkenntnisse reicher. Vor allem haben wir jene Substanz isoliert, die dem Rotwein seine besonderen gesundheitlichen Wirkungen verleiht. Es ist das Resveratrol.

Resveratrol ist Teil des pflanzeneigenen Immunsystems, das die Weintraube vor schädigenden Einflüssen schützt. Das können Pilze sein oder Bakterien, aber auch die berühmt-berüchtigten freien Radikale, die durch Sonneneinstrahlung in der Schale der Weintrauben entstehen. Gegen all diese Bedrohungen schützt Resveratrol die Weintraube; es schützt aber in gleicher Weise auch den Menschen, der das Resveratrol zu sich nimmt.

Das ist sehr schön, aber noch nicht wirklich sensationell. Sekundäre Pflanzenstoffe, die im menschlichen Körper als Radikalefänger wirken und uns vor Infektionen schützen, gibt es in vielen anderen Nahrungsmitteln auch. Was macht nun das Resveratrol so besonders, dass in den letzten Jahren die wissenschaftliche Literatur hierzu geradezu explosionsartig angewachsen ist? Es ist der Einfluss des Resveratrols auf den Alterungsprozess. Wir wissen inzwischen, dass Altern einer genetischen Kontrolle unterliegt und dass es in unseren Körperzellen so genannte Langlebigkeitsgene gibt, die diesen Prozess steuern. Diese Langlebigkeitsgene springen auf bestimmte Reize an. Der wichtigste Reiz ist die Kalorienrestriktion (engl. calorie restriction, abgekürzt CR).

Wird die durchschnittliche Nahrungsaufnahme von Tieren um etwa ein Drittel vermindert, so steigt ihre Lebenserwartung um 30 bis 50 Prozent. Dieser Effekt ist seit vielen Jahrzehnten bekannt und vom Einzeller über die Laborratte bis zum Primaten nachgewiesen. Beim Menschen funktioniert das Ganze theoretisch genauso. Es ist allerdings praktisch äußerst schwierig umzusetzen. Menschen essen nun einmal gerne und wollen sich nicht über Jahre oder gar Jahrzehnte einem extremen Nahrungsmangel aussetzen, nur um dadurch 100 Jahre alt zu werden und dann nicht zu wissen, wie sie diesen Geburtstag feiern sollen.

Gibt es einen Ausweg aus dem Dilemma? Ich habe Ihnen anfangs versprochen, dass dieses Buch keine Gebrauchsanweisung für Asketen ist, sondern ein Anti-Aging-Ratgeber für Genussmenschen. Hier kommt also die erlösende Nachricht: Es gibt einen Weg, das genetische Langlebigkeitsprogramm auszulösen, und zwar ganz ohne knurrenden Magen. Vor allem in amerikanischen Labors sucht man seit einigen Jahren gezielt nach so genannten CR-Mimetika. Das sind Substanzen, die dem Körper eine Kalorienrestriktion vortäuschen, ohne dass tatsächlich eine Hungerdiät durchgeführt werden muss. Die Langlebigkeitsgene werden dadurch ein bisschen »beschummelt«, springen aber an wie bei einer wirklichen Kalorienrestriktion. Hunderte von Substanzen wurden inzwischen daraufhin getestet, ob sie sich als CR-Mimetika eignen. Eine hat sich dabei als die mit Abstand effektivste erwiesen: das Resveratrol.

Einleitung

Resveratrol ist also weit mehr als nur die molekularbiologische Erklärung für das französische Paradoxon. Es hat die besten Voraussetzungen, zu der Anti-Aging-Substanz schlechthin zu werden. Alles weitere zu diesem spannenden Thema erfahren Sie in diesem Ratgeber.

Noch ein praktischer Tipp zum Gebrauch des Buches: »Es gibt nichts Gutes, außer man tut es«, lautet ein ebenso schöner wie richtiger Satz von Erich Kästner. Das gilt natürlich auch für die eigene Gesundheit. Machen Sie sich also eine gute Flasche Rotwein auf, bevor Sie die Lektüre dieses Buches fortsetzen, Über Resveratrol lesen ist gut. Resveratrol zuführen ist besser. Und das geht nun einmal am besten mit einem Glas Rotwein. Genuss und Gesundheit, sie lassen sich verbinden. In diesem Sinne wünsche ich Ihnen eine spannende Lektüre und – Santé!

Dr. med. Bernd Kleine-Gunk

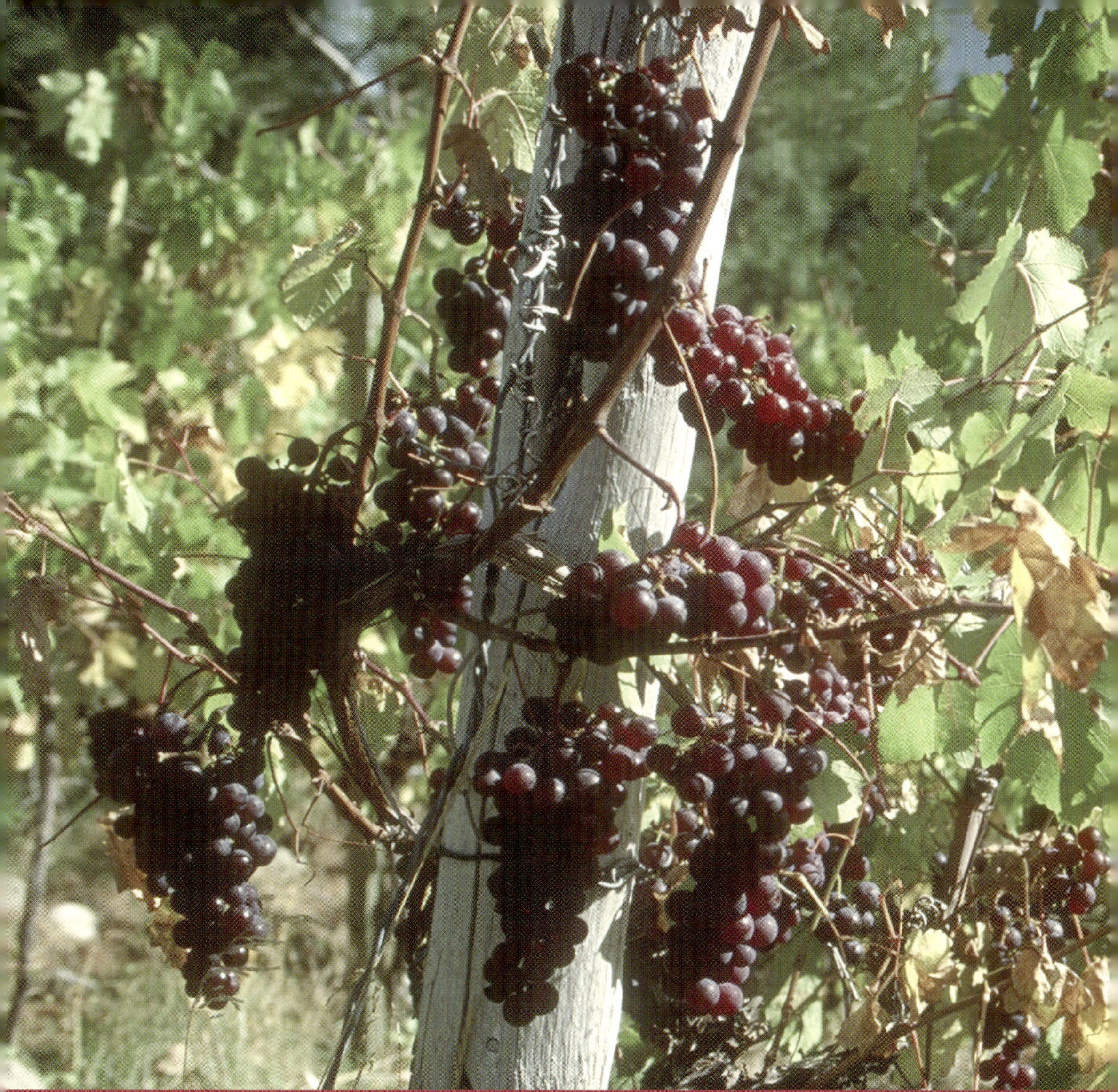

Eine kurze Kulturgeschichte des Weines

Der Wein ist der Spiegel der Menschen.

Alkaios von Mytilene

Kulturgeschichte

Wein ist so alt wie die zivilisierte Menschheit selbst. Wer den ersten Wein gemacht hat, weiß niemand. So wie auch niemand weiß, wer das erste Brot gebacken hat. Fest steht aber: Weinanbau lässt sich bereits seit dem vierten Jahrtausend vor Christus nachweisen, also seit der Jungsteinzeit.

Das erste Trinkgelage

Wie viele große Dinge so verdankt auch der Wein seine Entstehung wahrscheinlich dem Zufall. Die Chemie lehrt uns, dass alles, was Zucker enthält, durch Hefen zu Alkohol vergoren werden kann. Dass der Saft wilder Trauben eine wohlschmeckende und energiereiche Nahrungsquelle darstellt, werden unsere als Jäger und Sammler umherziehenden Vorfahren schon früh entdeckt haben. Und wahrscheinlich versuchten sie auch, sich Vorräte des schmackhaften Saftes anzulegen. Doch manche dieser auf Vorrat gehaltenen Traubensäfte veränderten sich nach einiger Zeit. Sie wurden trübe und bildeten kleine Bläschen. Ganz offensichtlich war der Traubensaft schlecht geworden. Sei es aus Mut oder Abenteuerlust, sei es aus der Verzweiflung darüber, dass keine anderen Vorräte mehr vorhanden waren – einige Mitglieder einer vorzeitlichen Sippe werden den Saft trotzdem getrunken haben. Schon nach kurzer Zeit stellten sie eine außerordentliche Wirkung fest. Ihre Körper wurden von einer angenehmen Wärme durchströmt. Im Kopf machte sich ein Gefühl ungewöhnlicher Leichtigkeit breit. Die Zunge lockerte sich, die ersten Witze wurden gemacht. Angesteckt durch die offensichtlich belebende Wirkung des seltsamen neuen Trankes wurden jetzt auch die anderen Mitglieder der Gruppe mutiger, füllten ebenfalls ihre Trinkgefäße und reihten sich unter die Zecher. Nur wenige Stunden später befand sich die gesamte Runde in ausgesprochen gehobener Stimmung. Einige begannen zu singen und zu tanzen, und siehe da – auch diese Aktivitäten machten unter der Wirkung des wundersamen Saftes viel mehr Spaß als sonst. Und so feierte man denn weiter bis in die frühen Morgenstunden und hörte nicht auf, die Wirkungen des neu entdeckten Getränkes zu preisen.

So oder ähnlich wird es sich wohl abgespielt haben, das erste Zechgelage der Menschheitsgeschichte. Doch was war dafür verantwortlich, dass aus dem süßen Saft der Trauben ein derart Freuden spendender Trank wurde? Verantwortlich war einer der simpelsten Organismen, den die belebte Natur hervorgebracht hat: der Hefepilz. Dieser winzige Mikroorganismus ist in der Lage, einen Stoffwechselprozess in Gang zu bringen, bei dem Traubenzucker ($C_6H_{12}O_6$) zu Ethanol (C_2H_5OH) und Kohlendioxyd (CO_2) umgesetzt wird. Die chemische Substanz Ethanol ist weltweit besser bekannt unter dem Namen Alkohol.

In der modernen Weinproduktion werden Weinhefen dem Traubensaft zumeist gezielt zugegeben, damit der Vergärungsprozess in Gang kommt. Hefepilze finden sich aber auch auf den Weintrauben in der freien Natur. Als Krankheitskeime befallen sie die Schalen der Beeren und gelangen so in den Most. Das Einsetzen der Vergärung ist also auch ohne menschliches Zutun ein ganz normaler Prozess.

Ob sich die erste Weinverkostung im Dunkel der Menschheitsgeschichte tatsächlich so abgespielt hat wie oben beschrieben, wird wohl ewig Spekulation bleiben. Doch seitdem Menschen uns über ihr Leben und ihre Kultur schriftliche Zeugnisse hinterlassen, seitdem berichten sie uns auch über den Wein.

INFO

Wilde Hefen – aufregende Weine

Während die meisten Weinbauern den Fermentationsprozess gezielt über Reinzuchthefen einleiten, überwachen und steuern, gibt es inzwischen einige experimentierfreudige Winzer, die wieder auf die »wilden Hefen« setzen. Die sind in ihrem Gärungsverhalten zwar ziemlich anarchisch – man weiß nie, wann der Gärungsprozess beginnt, ob er ununterbrochen abläuft und wann er seinen Abschluss findet. Dafür zeichnen sich die so entstandenen Weine durch eine wesentlich höhere Komplexität und eine reichere Fülle an Aromen aus, als die »Industrieweine«.

Der Wein der Pharaonen

In ägyptischen Grabkammern finden sich Wandmalereien, die ein anschauliches Bild vom Weinbau und der Weinzubereitung in jenen Tagen vermitteln. Die Önologie, die Wissenschaft vom Wein, muss damals bereits auf einem erstaunlich hohen Niveau gewesen sein. Als der englische Archäologe Howard Carter im Jahr 1922 mit dem Grab des Tut Ench Amun das bisher einzige unversehrte Pharaonengrab entdeckte, fand er dabei nicht nur sagenhafte Goldschätze und die weltbekannte Totenmaske des jung verstorbenen Herrschers. Er entdeckte auch eine ganze Reihe von Weinkrügen. Bemerkenswert dabei war: Auf den Weinkrügen war der Jahrgang des Weines notiert, ebenso der Name des Weinmachers, und einige trugen sogar zusätzliche Qualitätsbeschreibungen. Goethes berühmte Maxime »Das Leben ist zu kurz, um schlechten Wein zu trinken« hatten die ägyptischen Pharaonen also Jahrtausende zuvor offensichtlich schon so formuliert: »Der Weg ins Totenreich ist zu lang, um schlechten Wein mitzunehmen.«

Auch in Griechenland ist der Weinanbau seit den frühesten Anfängen der griechischen Zivilisation, also seit etwa 1500 v. Christus, dokumentiert. Wahrscheinlich übernahmen die Griechen die Technik der Weinherstellung von den Phöniziern. Qualität und Differenziertheit der Weinherstellung war ähnlich hoch entwickelt wie in Ägypten. Auch die Griechen unterschieden bei ihrem Wein nach Jahrgängen und besonders nach Lagen. Als Spitzenwein galt jener von der Insel Lesbos. Seine Trauben trockneten in der Sonne und ergaben eine honigsüße, goldfarbene Essenz. Aber auch Ramschweine für den Massenkonsum wurden hergestellt. Auf Rhodos baute man den billigen Wein für die Versorgung des Militärs an. Auch mit der Frage, wie man Wein besser haltbar machen kann, setzten sich die Griechen auseinander. Unter anderem versuchten sie es mit dem Zusatz von Harz – die Geburtsstunde des Retsinas. Im Übrigen verdünnen die Griechen ihren Wein zumeist mit Wasser. Unverdünnten Wein zu trinken galt als unzivilisiert. Vielfach wurden zur geschmacklichen Verfeinerung auch Gewürze und Kräuter hinzugefügt.

Der Wein und die Kultur der Griechen

Dass der Wein das Denken beflügelt, war den philosophiebegeisterten Griechen natürlich nicht verborgen geblieben. Man machte sich diesen Effekt gezielt zunutzte. Symposien waren Zusammenkünfte gelehrter Männer zu einem Disput über wissenschaftliche oder politische Fragen. Anders als bei heutigen Symposien, bei denen – zumindest während des offiziellen Teils – zumeist nur Tafelwasser und Fruchtsäfte gereicht werden, war bei den antiken Symposien der Weingenuss ein unverzichtbarer Bestandteil der Zusammenkunft. Platon gibt uns in seinem berühmten Text »Das Symposium«, in dem er neben Sokrates die führenden Dichter und Denker seiner Zeit versammelt, ein anschauliches Beispiel für den Ablauf einer solchen weinseligen Zusammenkunft. In der deutschen Übertragung wird der Titel zumeist mit »Das Gastmahl« übersetzt. Eine andere mögliche Übersetzung wäre »Das Trinkgelage«.

Die Griechen waren auch die ersten, die einen eigenen Gott des Weines hatten. Dionysos nimmt im weit verzweigten griechischen Götterhimmel einen herausragenden Platz ein. Neben dem Wein war er auch noch der Gott des Tanzes, der Fruchtbarkeit und des Theaters – eine durchaus sinnvolle Ämterhäufung. Dionysische Kulte, bei denen unter massivem Alkoholeinfluss gezielt rauschhafte Zustände erzielt wurden und die nicht selten in handfesten sexuellen Ausschweifungen endeten, waren in ganz Griechenland verbreitet. Sie fanden allerdings mit dem Siegeszug einer neuen, weniger lustbetonten Glaubenslehre, die im 4. Jahrhundert nach Christus in Rom zur Staatsreligion erklärt wurde, ihr Ende.

Das römische Weltreich – auf Wein gebaut

Wie so vieles, so übernahmen die Römer auch den Weinanbau von den Griechen. Und weil es so praktisch war, wurde auch der Gott des Weines gleich mit übernommen. Als Bacchus nahm er etwas andere Züge an, erfreute sich jedoch ebenfalls einer breiten Verehrung. Mit der Ausdehnung des römischen Reiches geht dann auch die Verbreitung des Weinanbaus in Resteuropa einher. Denn der Weinbedarf des römischen Weltreiches war enorm. Nicht nur die Oberschicht liebte es, sich an dem Rebensaft bei ihren legendären Festen zu berauschen. Auch jedem simplen römischen Soldaten der über das ganze Imperium verteilten Legionen stand eine tägliche Ration Wein zu. Und so wurde in jedem Land, das die Römer eroberten – von Frankreich über Spanien bis nach England – in großem Stile Wein angebaut. Das römische Weltreich zerfiel – der Weinanbau aber blieb. Ein weiterer Beleg dafür, dass Kolonisatoren nicht immer nur Unheil bringen.

INFO

Schwerter zu Rebstöcken

Ein wesentlicher Zug der römischen Kolonialpolitik bestand darin, die Soldaten fremde Länder nicht nur erobern, sondern auch besiedeln zu lassen. Ging ein römischer Legionär nach etwa 25 Jahren in Rente, so bekam er in den neu eroberten Provinzen ein kleines Landgut zur Bebauung zugeteilt. Weinanbau war beliebt, aber auch aufwändig. Die Rebstöcke brauchten häufig jahrelange Pflege, bis sie erste Erträge brachten. Weinanbau war also auch eine ideale Methode, Menschen in fremden Ländern sesshaft zu machen.

Auch in der Bibel spielt Wein eine herausragende Rolle. Die Geschichte von Noahs Arche kennt jedes Kind. Durch seine beispiellose Rettungsaktion sicherte der biblische Stammvater nicht nur sich und seiner Sippe, sondern auch der gesamten Tierwelt das Überleben vor der Sintflut. Und was berichtet uns das erste Buch Mose über Noahs Aktivitäten nach dem alttestamentlichen Tsunami? Nun, der Boden war unter seinem Fuß noch kaum getrocknet, da begann Noah bereits damit, einen Weinberg anzulegen. Der umsichtige Mann hatte also nicht nur ein Paar von jeder Tierart, sondern offensichtlich auch eine gehörige Menge Rebstöcke mit auf die Arche genommen. Und dafür sei ihm an dieser Stelle noch einmal ganz herzlich gedankt.

Dies ist mein Blut – der Wein der Christen

Im Neuen Testament bekommt der Wein eine noch größere Bedeutung. Er wird geradezu religionsstiftend. Das erste Wunder, das Jesus wirkt, findet im Rahmen der Hochzeit von Kanaa statt. Auf Drängen seiner Mutter hilft der Gottessohn den in die Bredouille geratenen Brautleuten. Er verwandelt Wasser in Wein. Dass er dabei durchaus auf Qualität achtete, vergessen die Evangelisten nicht zu erwähnen: »Als aber der Speisemeister den Wein kostete, der Wasser gewesen war, und nicht wusste, woher er kam – die Diener aber wusstten's, die das Wasser geschöpft hatten – ruft der Speisemeister den Bräutigam und spricht zu ihm: Jedermann gibt zuerst den guten Wein und wenn sie betrunken sind den geringeren; du aber hast den guten Wein bis jetzt zurückbehalten« (Joh 2, 9–10).

Bei der Einsetzung der Eucharistie, dem zentralen Sakrament der christlichen Glaubensregel, verkündet Jesus dann beim letzten Abendmahl etwas absolut Außergewöhnliches. Sein eigenes Leib und Blut verwandelt er in Brot und Wein. Für gläubige Christen war Wein daher immer schon mehr als ein Getränk – es symbolisiert auch das für die Erlösung der Menschen vergossene Blut Christi.

INFO

Ein Papst als Winzer

Wie sehr die Symbolik des Weines und des Weinanbaus das kirchliche Denken prägt, zeigte sich nicht zuletzt in der Antrittsrede Kardinal Ratzingers. Soeben zum Papst gewählt, bezeichnete sich der hoch gebildete Theologe als »demütiger, einfacher Arbeiter im Weinberg des Herrn«. Bravo, Papa Ratze! Da hätte die Bild-Zeitung eigentlich auch titeln können: »Wir sind Winzer«.

So verwundert es nicht, dass es im Mittelalter vor allem die christlichen Klöster waren, die die antike Tradition des Weinanbaus fortführten. Viele Mönche erwiesen sich dabei als überaus ehrgeizige Winzer, die mit unterschiedlichen Reben, Böden und Lagen experimentierten und darüber genau Buch führten. Durch das großflächige Anlegen von Weinbergen in der Umgebung von Klöstern erhielten ganze Landschaften ihr typisches Gepräge, so zum Beispiel der Rheingau. Die hohe Wertschätzung des Weines hat dabei einen doppelten Grund: Wein war ein essenzieller Bestandteil der Heiligen Messe, aber natürlich auch ein beliebtes Alltagsgetränk der Mönche.

Dem Wirken von Mönchen ist auch die Erfindung des Rotweins zu verdanken. Um 1150 gelingt Wein anbauenden Zisterzienser-Mönchen im französischen Vougeot eine bahnbrechende Neuerung. Statt, wie in jener Zeit üblich, den Most sofort ins Fass zu füllen, was schließlich einen eher blassen »Clairet« ergibt, schütten sie die Trauben in große Gärbottiche und stampfen sie wiederholt mit den Füssen. Und noch eines stellen sie fest: Je länger sie die Maische auf dem Most belassen, umso mehr nimmt der Saft die Farbe der roten Trauben an. Am Ende des Prozesses steht ein karminroter Wein, der die Mönche glücklich macht, weil er nun tatsächlich die Farbe des Blutes Christi annimmt, in das er sich liturgisch verwandeln soll. Die Geburt des trockenen Rotweins in einem mittelalterlichen französischen Zisterzienserkloster hat aber noch weitere Folgen. Es macht Frankreich über Jahrhunderte hinweg zu dem Rotweinproduzenten schlechthin und es liefert ein Genussmittel, dessen vielfältige positive Wirkungen auf die menschliche Gesundheit erst im 21. Jahrhundert in vollem Umfang erkannt werden.

Mit dem Ausklingen des Mittelalters wird auch der Weinanbau verweltlicht. Technische Neuerungen aus anderen Gebieten tragen zur Popularisierung des Weines bei. Die Verbreitung der Weinflasche und nicht zuletzt des Korkens machen es im 17. Jahrhundert möglich, Wein preiswert und in großen Mengen zu lagern und zu transportieren. Ein internationaler Weinhandel entsteht, dem ganze Landstriche – in Frankreich etwa Burgund oder Bordeaux – ihren Reichtum verdanken. Ein Zentrum des internationalen Weinhandels war zur damaligen Zeit übrigens auch Köln, heute eher bekannt für ein Bierersatzprodukt, das genauso heißt wie der dort gesprochene Dialekt.

Kulturgeschichte

Das drohende Aus durch eine Laus

In der zweiten Hälfte des 19. Jahrhunderts stand die Jahrtausende alte europäische Weinkultur allerdings kurz davor, endgültig ausgelöscht zu werden. Grund dafür war ein winziger Schädling namens Phylloxera – die Reblaus. Da sie sich von der Wurzel des Rebstocks ernährt, führte sie zu einem Rebensterben, dessen Ursache für das menschliche Auge nicht sichtbar war. Die Folgen waren dafür umso dramatischer. Gegen Ende des Jahrhunderts hatte die Reblausplage fast ganz Europa erfasst und den größten Teil des Weinbestandes zerstört. Die europäischen Winzer waren ihrer Existenzgrundlage beraubt und standen vor dem Ruin.

Die Rettung kam schließlich aus der Neuen Welt. Amerikanische Weinstöcke blieben von der verheerenden Plage verschont. Offensichtlich waren sie gegen die Reblaus resistent. Was lag also näher, als amerikanische Rebstöcke mit europäischen Sorten zu pfropfen? Das Experiment war schwierig, aber es gelang. Heute bestehen fast alle europäischen Weine aus derartigen Phylloxera-resistenen Sorten.

Die neue Weinwelt

Die Veränderung der Weinwelt im 20. Jahrhundert ist vor allem durch zwei Entwicklungen gekennzeichnet. Eine ist die Einführung neuer technologischer Entwicklungen. Dies hat zwar zu einigen der bekannten und teilweise unappetitlichen Weinskandale geführt; andererseits lassen sich aber neuere Techniken, wie etwa die temperaturregulierte Gärung, auch dazu nutzen, Geschmack und Aromen des Weines weiter zu verfeinern.

Eine andere unübersehbare Entwicklung ist die zunehmende Bedeutung des außereuropäischen Weinanbaus. Kleinere Enklaven der Weinproduktion hatte es in Übersee zwar schon lange gegeben. Missionare und weinbegeisterte Europabesucher haben immer wieder Versuche unternommen, den Weinanbau auch in anderen Ländern heimisch zu machen. Wirklich erfolgreich gelang dies aber erst in der zweiten Hälfte des 20. Jahrhunderts. Kalifornische Weine haben seitdem ihren Siegeszug um die Welt angetreten. Aber auch andere Länder wie Australien, Südafrika und viele Nationen Südamerikas produzieren inzwischen respektable Tropfen.

Wie sehr Weinliebhaber sich in ihrem eigenen Kosmos bewegen, sieht man nicht zuletzt daran, dass all diese geographisch ja sehr unterschiedlich und auch weit auseinander liegenden Ländern pauschal als »Neue Welt« bezeichnet werden.

Die zunehmende Globalisierung ist sicherlich eine der wichtigsten wirtschaftlichen und politischen Tendenzen der letzten Jahre und gleichzeitig eine große Herausforderung für die nächsten Jahrzehnte. Es wäre unrealistisch, wenn der Wein, der über Jahrtausende hinweg aufs engste mit der menschlichen Kultur und Geschichte verbunden war, diese Entwicklung nicht mitmachen würde. Menschliche Kultur ist lebendig, sie verändert und entwickelt sich. Das gleiche gilt für das Kulturgut Wein.

Nachdem wir nun einiges darüber gehört haben, welchen Einfluss der Wein auf unsere Kultur genommen hat, wollen wir jetzt zum eigentlichen Thema unseres Buches kommen: Welchen Einfluss nimmt der Wein auf unsere Gesundheit?

Ein Präsident als Pionier

Unter den außereuropäischen Pionieren des Weinanbaus gibt es illustre Namen. Zu den bekanntesten zählt Thomas Jefferson, der dritte Präsident der Vereinigten Staaten von Amerika. Als Botschafter seines jungen Landes im vorrevolutionären Frankreich hatte er seine Liebe zum Wein entdeckt und umfangreiche Studien hierzu durchgeführt. Zurück in seinem Heimatland entwickelte er einen nahezu missionarischen Eifer, aus den Amerikanern ein Volk von Weintrinkern zu machen. Das misslang ihm zu seinen Lebzeiten zwar gründlich, der internationale Erfolg kalifornischer Weine am Ende des 20. Jahrhunderts ist dennoch ein später Triumph des Thomas Jefferson. Und einer seiner vielen Zitate zum Thema Wein ist inzwischen zur Maxime vieler genuss- und gesundheitsbewusster Menschen geworden: »Guter Wein ist eine tägliche Notwendigkeit für mich«.

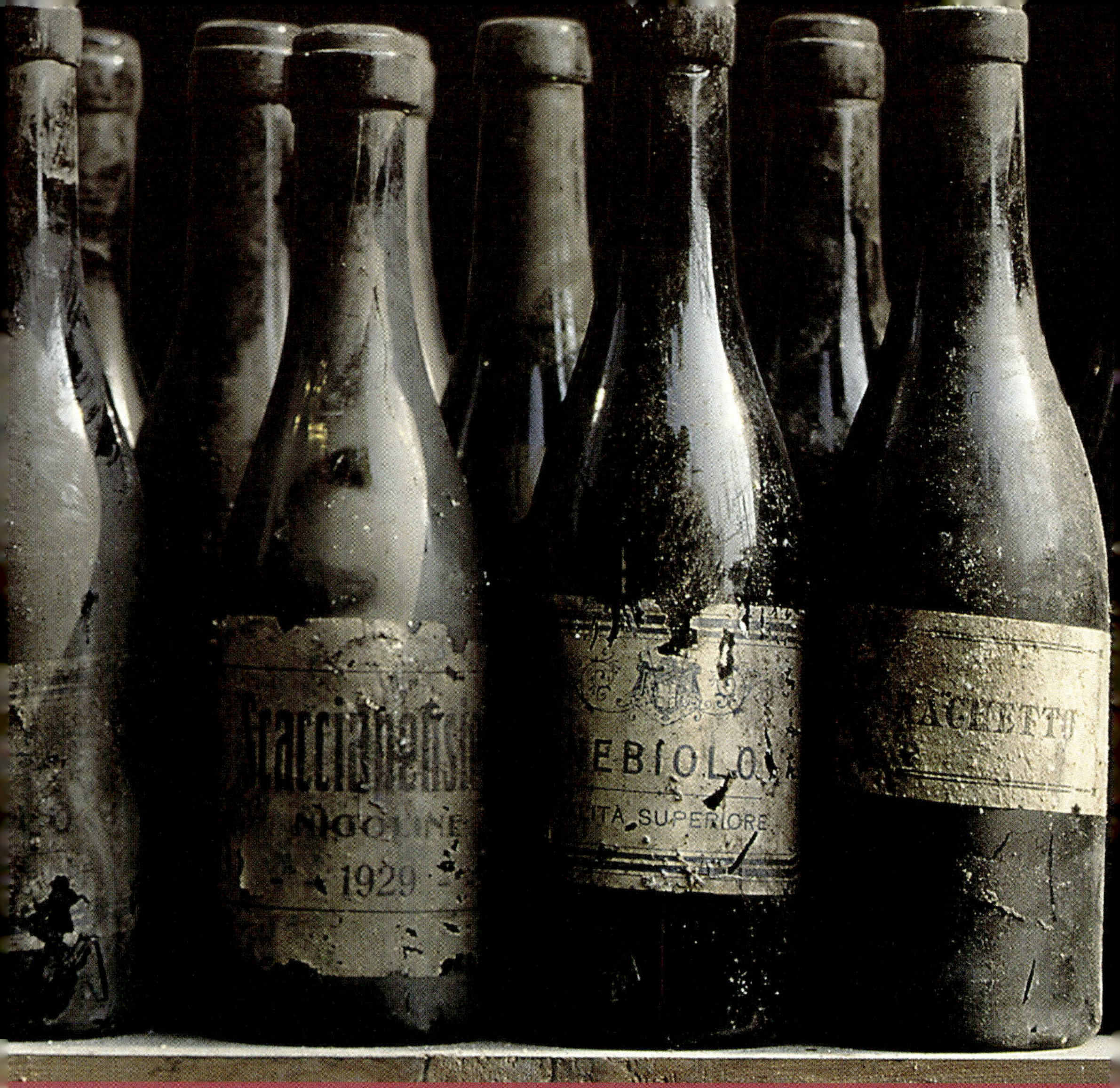

Eines der ältesten Heilmittel der Menschheit

Wein ist unter den Getränken das nützlichste, unter den Arzneien die schmackhafteste, unter den Nahrungsmitteln das angenehmste.

Plutarch

Wein als Kulturgut ist so alt wie die zivilisierte Menschheit. Wein als Heilmittel ist so alt wie die Medizin. Das hat zunächst einmal einen ganz einfachen Grund: Alkohol ist ein hervorragendes Lösungsmittel. Was immer an heilsamen Pflanzen, Kräutern oder sonstigen Mitteln entdeckt wurde – es kam immer auch darauf an, diese Substanzen dem Körper in geeigneter Weise zuzuführen. Und dafür bietet der Wein die ideale pharmakologische Grundlage. In ihm lassen sich wirksame Substanzen wunderbar auflösen, und anders als zum Beispiel der Tee ermöglicht Alkohol auch eine gute Konservierung und Stabilisierung der darin gelösten Stoffe. Nicht zuletzt überdeckt der Wein mit seinem Aroma auch den häufig nicht gerade angenehmen Geschmack vieler Arzneien.

Die Medizin des Hippokrates

Doch es dauerte nicht lange, bis der Wein vom Lösungs- zum Heilmittel aufstieg. Der erste, der Wein in seiner reinen Form in die Medizin einführte, war der Urvater aller Ärzte, Hippokrates von Kos (um 460–370 v. Chr.). Er empfahl die Gabe von Wein als Beruhigungs- und Schlafmittel, als Schmerzmedikation, zur Behandlung von Herz-Kreislauf-Erkrankungen und vor allem als Stärkungsmittel für Genesende.

Auch als äußerlich wirksames Mittel wurde Wein verwendet, vor allem zur oberflächlichen Wundbehandlung. Lange bevor die moderne Mikrobiologie Bakterien und andere Kleinsterreger als Ursache für Wundinfektionen entdeckte, nutzte die antike Medizin die desinfizierenden Wirkungen des Alkohols bereits als entzündungshemmende Maßnahme. Das Neue Testament berichtet uns vom barmherzigen Samariter und davon, dass er als erstes die Wunden des von ihm aufgelesenen Verletzten mit Wein auswusch.

Der dominierende Arzt der römischen Antike war Galenus von Pergamon (um 129–199 n. Chr.). Er führte als erster eine Art Differenzialtherapie durch Wein in die Heilkunde ein: Bei fieberhaften Erkrankungen empfahl er schwere, süße Weine, bei Appetitmangel eher leichtere, säurebetonte. Gegen Blutungen setzte er gerbstoffreiche Weine ein – ein durchaus vernünftiger Ansatz, wenn man bedenkt, dass Gerbstoffe eine adstringierende, also die Gefäße zusammenziehende Wirkung haben.

Wein hält Soldaten fit

Die Verordnung, wonach eine Ration Wein zum festen Proviant römischer Legionäre gehörte, hat ebenfalls medizinische Hintergründe. Trinkwasser war zur damaligen Zeit ein permanentes Problem. Nur in den wenigsten Fällen war es hygienisch einwandfrei. Aufgrund der häufigen bakteriellen Verschmutzungen stellte Wasser eine Quelle permanenter Magen-Darm-Infektionen sowie sonstiger Erkrankungen dar. Die meisten Soldaten der Antike starben nicht in Schlachten sondern an Seuchen. Durch den Zusatz von Wein wurde das Wasser in vielen Fällen erst trinkbar. Wie wichtig dieser Faktor bei den Feldzügen der römischen Armeen war, zeigt eine Truppenanweisung Caesars, der seinen Legionären im gallischen Feldzug per Dekret verordnete, täglich mindestens 3 Liter Wein (allerdings in verdünnter Form) zu trinken, Die Umsetzung dieser Anordnung ließ der antike Feldherr strikt überwachen.

Eine Sonderrolle in der Weingeschichte nimmt China ein. International gilt China nicht unbedingt als klassisches Weinland, doch war der Konsum von Wein in der chinesischen Oberschicht durchaus verbreitet. Neben den Weintrauben verarbeiteten die Chinesen auch Hirse oder Reis zu alkoholischen Getränken, die sie ebenfalls als Wein bezeichneten (Reiswein, etwa in Form des heiß getrunkenen Sake, ist auch in unseren Breiten bekannt). Und natürlich hat der Wein auch Einzug in die chinesische Medizin gefunden. Welch entscheidende Rolle er dort spielt, lässt sich an einem simplen Beispiel zeigen: In das chinesische Schriftzeichen für Medizin ist das Schriftzeichen für Wein eingeschlossen.

Ein Sittenverderber nur für Frauen

Frauen war im alten Rom der Genuss von Wein streng untersagt. Hinter dieser staatlichen Verordnung stand eine uralte männliche Angst. Unter dem Einfluss von Alkohol – so wurde befürchtet – könnten Frauen eventuell ihre sexuelle Lust nicht mehr zügeln und so zum Verderb der allgemeinen Sitten beitragen. Dass der Alkohol bei Männern durchaus ähnliche Folgen nach sich ziehen kann, schien den Gesetzgebern offensichtlich weniger bedenklich.

Weingeistige Klostermedizin

Im Mittelalter waren die Klöster die Zentren des Weinanbaus. Klöster waren zur damaligen Zeit aber auch die einzigen Krankenhäuser, und der Wein war ein fester Bestandteil der medizinischen Versorgung. Hildegard von Bingen, die berühmte heilkundige Äbtissin des 12. Jahrhunderts, setzte Wein zur Balance der berühmten vier Körpersäfte – Blut, Schleim, gelbe und schwarze Galle – ein. Vor allem gegen ein Übermaß an schwarzer Galle, welche sich durch vermehrte Reizbarkeit und Wutausbrüche bemerkbar machte, war laut Hildegard der Wein besonders wirksam. Sie empfahl, eine halbe Tasse Weiswein bis kurz vor dem Siedepunkt zu erhitzen und das ganze dann mit Wasser gemischt zu trinken.

Deutlich höhere Dosierungen bevorzugte dagegen der Chemiker und Mediziner Friedrich Hoffmann, der erste Professor an der Martin-Luther-Universität in Halle und Leibarzt des Preußenkönigs Friedrich I. Hoffmann entwickelte die »Wein-Cur«: In der ersten Woche sollten die Patienten dabei zunächst 1 1/2 Liter Wein täglich trinken. Die Dosen wurden dann im Laufe der Kur gesteigert, so dass in der fünften Woche sechs bis acht Liter Wein pro Tag auf dem Speiseplan standen. Über die langfristigen Heilerfolge dieser Kur finden sich nur wenige Aufzeichnungen. Vielleicht waren die derart behandelten Patienten auch nicht mehr in der Lage, darüber zu berichten.

Bereits ab dem 16. Jahrhundert wurden in Deutschland und einigen Nachbarländern Heilbäder populär. In die Kurorte pilgerte man jedoch nicht nur, um sich

Der promovierte Weinberg

An der Mosel gibt es einen berühmten Weinberg, der auf den schönen Namen Doctor hört. Auch das hat natürlich seinen medizinischen Hintergrund. Der Erzbischof Boemund II. von Trier (1290–1367) litt über Jahre hinweg an den unterschiedlichsten Krankheiten. Keiner der vielen hinzugezogenen Ärzte konnte ihm helfen. Da ließ man einen Winzer vor, der Boemund II. einen Wein brachte, von dem er behauptete, er hätte bereits seine ganze Familie gesund gemacht. Der Kürfürst trank mehrere Tage lang von dem Wein – und gesundete tatsächlich. Eine Entlohnung für seine heilende Tat wollte der Winzer nicht, doch der Kurfürst bestand darauf, zumindest dem Weinberg den Titel »Bernkasteler Doctor« zu verleihen. Nur der Wein habe ihn schließlich gesund gemacht und sei damit »der einzig wahre Doctor«. Den promovierten Weinberg gibt es heute noch und natürlich auch seinen heilsamen Tropfen. Trinkt man ihn, so hört man häufig den Satz: »A glass of doctor a day, keeps the doctor away.«

dort den heilenden Quellen und der gesunden Luft auszusetzen. Auch so genannte »Traubenkuren« standen hoch im Kurs. Unnötig zu betonen, dass die Trauben zumeist in vergorener Form, also als Wein konsumiert wurden. Auch dies trug dazu bei, dass vielen Kurgästen ihre Aufenthalte in überaus positiver Erinnerung blieben und das Kurwesen über Jahrhunderte hinweg vor allem im deutschsprachigen Raum eine Blütezeit erlebte.

Vom Allheilmittel zum Teufelszeug …

In der Neuzeit verlor der Wein dann allmählich seine medizinische Bedeutung. Die Entdeckung der Alkoholdestillation und die damit einhergehende Verbreitung des Branntweins sowie anderer hochprozentiger Spirituosen förderte die Ausbreitung des Alkoholismus mit seinen zum Teil verheerenden Folgen. Zwar wurde Wein noch bis zum Ende des 19. Jahrhunderts auch durch Apotheken vertrieben. Mit dem Beginn des 20. Jahrhunderts setzte sich in der Medizin dann aber eine zunehmende Tendenz durch, Alkohol nur noch unter seinen potenziell gesundheitsschädigenden Wirkungen zu betrachten. Mächtige Kampagnen wurden gegen den Alkoholkonsum geführt, bis hin zu Bestrebungen, ihn vollständig zu verbieten. Einen Höhepunkt markierte die Einführung der Prohibition in den USA im Jahr 1920. Das vollständige Alkoholverbot per staatlichem Dekret führte zwar nicht zur Lösung des Alkoholproblems, dafür jedoch zu einem deutlichen Erstarken der Mafia. 1933 schaffte Präsident Roosevelt die Prohibition wieder ab. Alkoholkonsum wurde aber weiterhin im Wesentlichen als ein gesundheitliches Risiko betrachtet.

… und zurück

Zum großen Umdenken kam es dann erst in den achtziger Jahren des letzten Jahrhunderts. Immer mehr wissenschaftliche Studien waren erschienen, die die positiven Effekte eines moderaten Alkoholkonsums auf die Gesundheit belegten. Am 22. Januar 1996 war es dann soweit: In den US Dietary Guidelines ließ die Regierung der Vereinigten Staaten verkünden »dass der tägliche moderate Konsum von Wein der Gesundheit förderlich sein kann«.

Es ist auch heute noch leicht nachzuvollziehen, welch intensive Diskussionen einer solchen Empfehlung vorangegangen waren. Letztlich war die wissenschaftliche Studienlage jedoch so überzeugend, dass sie die politischen Bedenken übertrumpfte.

Für die große Bevölkerungsmehrheit der USA waren es jedoch weniger wissenschaftliche Studien als eine einzige Fernsehsendung, die das Umdenken bewirkte. In der bekannten CBS-Sendung 60 minutes hatte 1991 ein französischer Arzt, Dr. Serge Renaud, seine Untersuchungen vorgestellt, wonach in Frankreich die Rate an Herzinfarkten um 40 Prozent niedriger lag als in den USA. Und das, obwohl die Franzosen nicht weniger rauchten und mindestens genauso fett aßen wie die Amerikaner. Die Erklärung für das beeindruckende Phänomen hatte Dr. Renaud ebenfalls parat: Was die Franzosen vor Herzinfarkten schützte sei vor allem ihr hoher Konsum an Rotwein. Die Sendung schlug ein wie eine Bombe. Das »französische Paradoxon« war geboren.

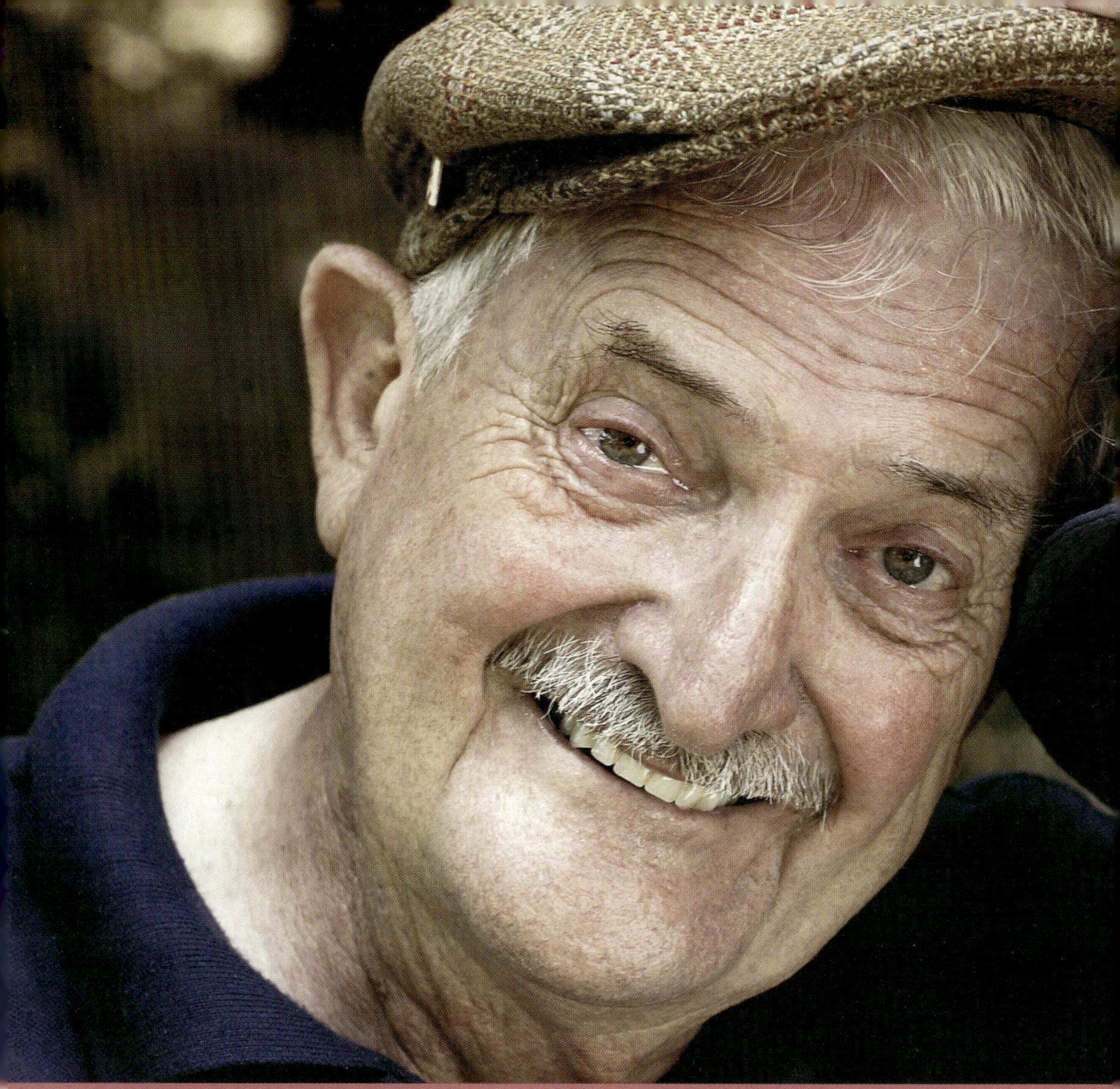

Das französische Paradoxon

Der Wein erfreut des Menschen Herz.

Goethe

Viele Produkte auf dem weiten Feld der Gesundheit – von der Zahnpasta bis zur Multivitamintablette – werben gerne mit dem Hinweis, ihre Wirksamkeit sei »wissenschaftlich bewiesen«. Und zumeist wird dieser Hinweis umso mehr betont, je zweifelhafter der tatsächliche Nutzen des jeweiligen Produkts ist.

Wissenschaftlich ist nicht gleich wissenschaftlich

Um es gleich vorweg zu nehmen: Etwas wirklich wissenschaftlich zu beweisen ist sehr schwierig. Zumindest dann, wenn wir es nicht – wie in der klassischen Physik – mit reproduzierbaren Versuchsaufbauten zu tun haben, sondern – wie in der Medizin – mit komplexen biologischen Organismen. Die haben nämlich die für einen exakten Naturwissenschaftler höchst unerfreuliche Tendenz, sich sehr unterschiedlich zu verhalten.

Ein Weiteres kommt hinzu: Wie bei allen Dingen, so gibt es auch bei wissenschaftlichen Studien Qualitätsunterschiede. Die haben nicht unbedingt etwas mit der Qualifikation des Untersuchers, sondern eher mit dem Aufbau der Studie, dem so genannten Studiendesign, zu tun. Es gilt also im Einzelfall zu prüfen: Handelt es sich bei der vorliegenden Untersuchung lediglich um die statistische Auswertung von vorhandenen Daten oder wurde eine experimentelle Untersuchung durchgeführt? Sind die durchgeführten Untersuchungen tatsächliche Studien am Menschen oder wurden ausschließlich Laborratten beziehungsweise Zellkulturen getestet? War die Zahl der untersuchten Personen ausreichend groß und der Untersuchungszeitraum genügend lang, um aussagekräftige Ergebnisse zu erzielen? Wurde ein Scheinmedikament (Placebo) mitgetestet, um Fehler durch Autosuggestion auszuschließen? All dies und noch wesentlich mehr gilt es zu überprüfen, wenn es darum geht, wissenschaftliche Studien einzuordnen.

Die Medizin hat in den letzten Jahren große Anstrengungen unternommen, eine gewisse Ordnung in die Vielzahl unterschiedlicher Studienansätze zu bringen. Darüber hinaus wurde versucht, eine Art Hierarchie zu entwickeln, nach der sich die Aussagekraft einer Studie bewerten lässt. Die Fachleute sprechen in diesem Zusammenhang von Evidenz-Leveln. Da uns auf den nächsten Seiten eine Reihe von Studien begegnen wird, lohnt es sich, zumindest ein wenig über die unterschiedlichen Studienarten Bescheid zu wissen. Aber keine Sorge: Allzu trocken wird es nicht werden.

Das französische Paradoxon

Fangen wir beim französischen Paradoxon an. Da haben also Ärzte festgestellt, dass Franzosen 40 Prozent weniger Herzinfarkte haben als Amerikaner und das, obwohl sie genauso viel rauchen und genauso fett essen wie jene. Was unterscheidet die Bevölkerungsgruppen? Franzosen trinken mehr Rotwein. Also: Rotwein schützt vor Herzinfarkt.

Storchenstatistiken

Ganz so einfach ist die Sache natürlich nicht. Sonst könnte man ja auch noch ganz andere Schlussfolgerungen ziehen. In Japan zum Beispiel ist der Prostatakrebs wesentlich seltener als in Italien. In Italien gibt es sehr viel mehr Katholiken als in Japan. Ist also der Katholizismus verantwortlich für den Prostatakrebs? Gott bewahre!

In einem solchen Fall handelt es sich um eine reine Korrelation, also um einen mehr oder weniger willkürlich hergestellten Bezug von zwei Dingen, die miteinander nicht unbedingt etwas zu tun haben müssen. Humoristisch veranlagte Wissenschaftler sprechen in diesem Zusammenhang auch gerne von einer Storchenstatistik, abgeleitet von dem klassischen Beispiel für eine solche Korrelation. Seit Jahrzehnten verzeichnen wir in Deutschland rückläufige Geburtenziffern. Gleichzeitig nimmt auch die Zahl der Störche in unserem Land immer weiter ab. Womit der Beweis erbracht wäre, dass die Kinder eben doch vom Klapperstorch gebracht werden.

»Korrelation sagt nichts aus ohne den Nachweis von Kausalität«, schlussfolgert der Statistiker. Übertragen auf das französische Paradoxon heißt das: Die These, wonach Rotwein die Franzosen vor Herzinfekt schützt, lässt sich nur halten, wenn durch weitere Untersuchungen nachgewiesen wird, dass der Rotwein tatsächlich wesentliche Risikofaktoren dieser Erkrankung günstig beeinflusst. Solche Untersuchungen gibt es inzwischen überreichlich. Wir werden darauf später noch eingehen. Bleiben wir zunächst einmal bei den so genannten epidemiologischen Studien.

Welche Studie für welche Frage?

Um die Frage zu klären, ob Alkoholkonsum im Allgemeinen und Rotwein im Besonderen vor Herz-Kreislauf-Erkrankungen schützt, gibt es noch einen anderen Studienansatz. Man nimmt zum Beispiel 1000 Personen, die einen Herzinfarkt erlitten haben und wählt nun 1000 weitere Personen aus, die der ersten Gruppe bezüglich Geschlechtsverteilung, Alter, Ernährungsgewohnheiten, Zigarettenkonsum usw. möglichst genau entsprechen. Nun befragt man beide Gruppen danach, ob sie in der Vergangenheit Alkohol getrunken haben, welche Mengen sie dabei konsumierten und welche Art von Alkohol sie bevorzugten. In der medizinischen Fachsprache nennt man so etwas eine Fall-Kontroll-Studie. Sollte sich bei der Befragung herausstellen, dass in der Gruppe ohne Infarkt wesentlich mehr Rotweintrinker sind, so wäre dies ein weiterer Beleg für die gefäßschützende Wirkung des roten Rebensaftes.

Solche Fall-Kontroll-Studien sind zweifellos aussagekräftiger als zum Beispiel reine Ländervergleichsstudien. Sie haben dennoch einen entscheidenden Nachteil: Wenn es im Nachhinein darum geht festzustellen, was und wie viel man über einen längeren Zeitraum gegessen oder getrunken hat, ist das Erinnerungsvermögen meist nicht sonderlich genau. Manche der Befragten – auch solche gibt es – machen vielleicht auch ganz bewusst beschönigende Angaben, vor allem, wenn es um die Menge des vertilgten Essens oder des konsumierten Alkohols geht.

Aus diesem Grund haben solche »retrospektive Studien«, die nur im Nachhinein Verhaltensweisen abfragen, in der Medizin inzwischen einen eher schlechten Ruf. Um einen Tatbestand überzeugend zu belegen, werden stattdessen so genannte »prospektive Kohortenstudien« gefordert. Das erklären wir noch kurz, und dann hat es sich aber auch mit dem Einführungskurs in die medizinische Statistik.

Im alten Rom war die Kohorte der zehnte Teil einer Legion. In einer prospektiven Kohortenstudie wird also eine größere und möglichst repräsentative Bevölkerungsgruppe ausgewählt und über einen längeren Zeitraum hinweg kontinuierlich beobachtet und untersucht. Mittels detaillierter Protokolle werden Lebens- und Ernährungsgewohnheiten, sportliche Aktivitäten, Medikamenteneinnahme usw. erfasst. Im Rahmen von regelmäßigen Kontrolluntersuchungen zeigt sich dann allmählich, welche Faktoren sich günstig auf die Gesundheit auswirken und welche eher risikoreich sind.

Naturgemäß sind solche Untersuchungen mit einem immensen Aufwand verbunden, sowohl organisatorisch also auch finanziell. Die größten dieser Studien untersuchen zehntausende von Menschen über mehrere Jahrzehnte. Für die medizinische Wissenschaft sind diese Untersuchungen jedoch von größter Bedeutung, weil sie uns im Bereich der Epidemiologie die mit Abstand besten und aussagekräftigsten Ergebnisse liefern.

Was uns eine amerikanische Kleinstadt über Herzerkrankungen lehrt

Das klassische Beispiel für eine solche prospektive Kohortenstudie ist die Framingham Heart Study. Framingham ist ein kleiner Ort in Massachusetts, nicht weit von Boston. Framingham zeichnet sich vor allem durch eines aus: Es ist von einer grandiosen Durchschnittlichkeit. Das macht es zum idealen Studienobjekt für epidemiologische Untersuchungen. Und so wird denn auch die Bevölkerung von Framingham seit den fünfziger Jahren des letzten Jahrhunderts kontinuierlich und systematisch untersucht. Die Ergebnisse werden alle zwei Jahre detailliert publiziert. Fast alles, was wir heute über Risikofaktoren von Herz-Kreislauf-Erkrankungen wissen, sind Erkenntnisse aus dieser Studie. Vieles davon ist längst ins kollektive Bewusstsein übergegangen. Dass Rauchen, hoher Blutdruck oder ein erhöhter Cholesterinspiegel die wichtigsten Risikofaktoren für Herz-Kreislauf-Erkrankungen darstellen, weiß heute jedes Schulkind. Vor der Framingham-Studie waren diese Zusammenhänge alles andere als klar. Inzwischen sind durch die Framingham-Studie 250 weitere Risikofaktoren für kardiovaskuläre Erkrankungen ermittelt worden.

Framingham ist sicherlich ein Glücksfall für die medizinische Wissenschaft. Repräsentativ sind seine Bewohner allerdings hauptsächlich für den amerikanischen Durchschnittsbürger. Und der trank um die Mitte des letzten Jahrhunderts kaum Rotwein. Die Erkenntnisse darüber, welche Risikofaktoren für Herz-Kreislauf-Erkrankungen bedeutend sind, stammen also im Wesentlichen aus den USA. Die Erkenntnisse, wie man auf natürliche Weise diese Risikofaktoren vermindert, stammen jedoch aus einer anderen Ecke der Welt: Aus dem Mutterland der unbeugsamen Gallier und dem Stammland des Rotweinanbaus – aus Frankreich.

Dr. Serge Renaud, der seit seinem spektakulären Auftritt in der CBS-Sendung 60 minutes als »Vater des französischen Paradoxons« gilt, startete 1978 in der französischen Stadt Nancy (die im Gegensatz zum sterbenslangweiligen Framingham durchaus sehenswert ist) eine prospektive Kohortenstudie an mehr als 36 000 gesunden Männern. Ziel der Studie war es, den Zusammenhang zwischen Alkoholkonsum und Sterblichkeit zu untersuchen. Die Studie ist auch nach mehr als 20 Jahren noch immer nicht abgeschlossen und vollständig ausgewertet. Aber natürlich werden in regelmäßigen Abständen Zwischenergebnisse veröffentlicht. Und die sprechen eine eindeutige Sprache.

Abstinenz – ein Gesundheitsrisiko

Bei einem täglichen Alkoholkonsum von 30 bis 50 Gramm (das entspricht etwa zwei Gläsern Wein) lag das Risiko für tödlich verlaufende Herzerkrankungen gegenüber den Abstinenzlern um rund 50 Prozent (!) niedriger. Bei einem höheren Alkoholkonsum stieg das Risiko langsam wieder an. Aber erst bei einer täglichen Alkoholmenge von 120 g wurde die Sterblichkeitsrate von Abstinenzlern erreicht. Auch die Gesamtsterblichkeit (also die Rate aller Todesarten einschließlich Krebs, Unfalltod, etc.) war bei den moderaten Alkoholtrinkern deutlich erniedrigt. Während die Absenkung des kardiovaskulären Risikos für Wein- und Biertrinker gleichermaßen zu verzeichnen war, ließ sich die Reduzierung der Gesamtsterblichkeit nur für den Wein statistisch einwandfrei belegen.

Angesichts dieser Zahlen verkündete Dr. Renaud dem verblüfften amerikanischen Publikum: »Der Verzicht auf Alkohol ist einer der wichtigen Risikofaktoren für die koronare Herzkrankheit.« Und dann legte er gleich noch einmal nach, als es darum ging, ein wirksames Präventionsprogramm vorzuschlagen: »Ich denke, es gibt keinen anderen Wirkstoff, der so effizient wirkt wie moderater Alkoholkonsum.« Am Tag nach der Sendung stiegen in den USA die Absatzzahlen für französischen Rotwein um 40 Prozent.

Doch es sind nicht nur Studien aus Frankreich, das als weltgrößter Produzent und Exporteur von Wein vielleicht auch ein gewisses nationales Interesse daran hat, derartige Untersuchungsergebnisse zu verbreiten. Eine der wichtigsten Studien zu dieser Thematik stammt aus einem Land, das in der Tat alles andere als ein klassisches Weinland ist: aus Dänemark.

Das französische Paradoxon

Die Dänen und der Alkohol

Die Kopenhagen-City-Studie gilt international als ein Meilenstein in der Erforschung der Wirkung von Wein auf die Gesundheit. Untersucht wurden insgesamt 13 329 Männer und Frauen im Alter zwischen 45 und 84 Jahren. Der Beobachtungszeitraum betrug 16 Jahre. Es ergaben sich folgende Ergebnisse: Die durch Herz-Kreislauf-Erkrankungen bedingte Sterblichkeit war bei den Teilnehmern, die drei bis fünf Gläser Wein konsumierten, um 56 Prozent reduziert. Bei einem entsprechenden Bierkonsum ließ sich immerhin eine Senkung des Risikos um 28 Prozent verzeichnen. Wurde die gleiche Menge Alkohol allerdings in Form der in Dänemark äußerst populären »kurzen Klaren«, also als Spirituose, konsumiert, erhöhte sich das Risiko um 30 Prozent.

Die Gesamtsterblichkeit war auch hier nur bei denjenigen Teilnehmern reduziert, die ihre drei bis fünf Gläser Wein zu sich nahmen. Bei den Biertrinkern konnte diesbezüglich keine Risikoreduktion gezeigt werden. Die Spirituosenfreunde mussten für ihre Liebe zu harten Sachen erneut mit einer um 34 Prozent erhöhten Sterblichkeitsrate zahlen.

Dr. Grønbæck, der für die Durchführung der Untersuchung verantwortlich zeichnende Arzt, fasste die Ergebnisse seiner Studie sogar noch pointierter zusammen als sein französischer Kollege Renaud: »Wer nie Wein trinkt, hat ein doppelt erhöhtes Risiko zu sterben gegenüber denjenigen, die täglich Wein konsumieren«, verkündete er 1995 anlässlich der Veröffentlichung der Studien einer überraschten Fachwelt. Bis dahin ging die Mehrzahl der Ärzte immer noch davon aus, Abstinenz sei unter medizinischen Aspekten eine Tugend.

Was die Kopenhagen-Studie so außergewöhnlich macht, ist nicht nur die klare Beziehung zwischen Alkoholkonsum und Gesundheit sondern auch die deutlich herausgearbeitete Differenzierung zwischen den verschiedenen Formen des Alkohols. In der Nancy-Studie hatte es sich bereits angedeutet, nun wurde es klar belegt. Bier und Wein reduzieren beide das Risiko für Herz-Kreislauf-Erkrankungen, der Wein jedoch in stärkerem Maße als das Bier. Auch auf die Reduktion der Gesamtsterblichkeit, in die hauptsächlich die Todesfälle durch Krebserkrankungen einfließen, hatte nur der Wein Einfluss. Gezielt auf diesen Aspekt angesprochen äußerte sich Dr. Grønbæck wie folgt: »Die Studie deutet ganz offensichtlich darauf hin, dass es im Wein auch noch Stoffe bzw. Faktoren gibt – welche auch immer sie sein mögen –, die sich ebenfalls vorteilhaft gegen Krebs auswirken«. Ein gutes Jahrzehnt nach Veröffentlichung der Kopenhagen-Studie wissen wir auch hierzu mehr. Viele der Inhaltsstoffe, über die Dr. Grønbæck nur vage spekulieren konnte, sind inzwischen identifiziert. Doch davon mehr in einem späteren Kapitel.

Metaanalysen

Es ließen sich noch viele Seiten füllen mit der Aufzählung weiterer Untersuchungen zum Thema Alkohol und Herzgesundheit. Doch das wäre ein ermüdendes Unterfangen. Die Zahl derartiger Studien liegt inzwischen bei über 50 und die Ergebnisse ähneln sich in erstaunlicher Weise. Fasst man alle vorhandenen Studien zu einer so genannten Metaanalyse zusammen und stellt das Ergebnis als grafische Funktion dar, so kommt man zu der typischen J-förmigen Kurve wie sie in Abb. 1 zu finden ist. Moderater Alkoholkonsum reduziert das Risiko für Herzinfarkt gegenüber Abstinenzlern. Dies führt zu einem Ab-

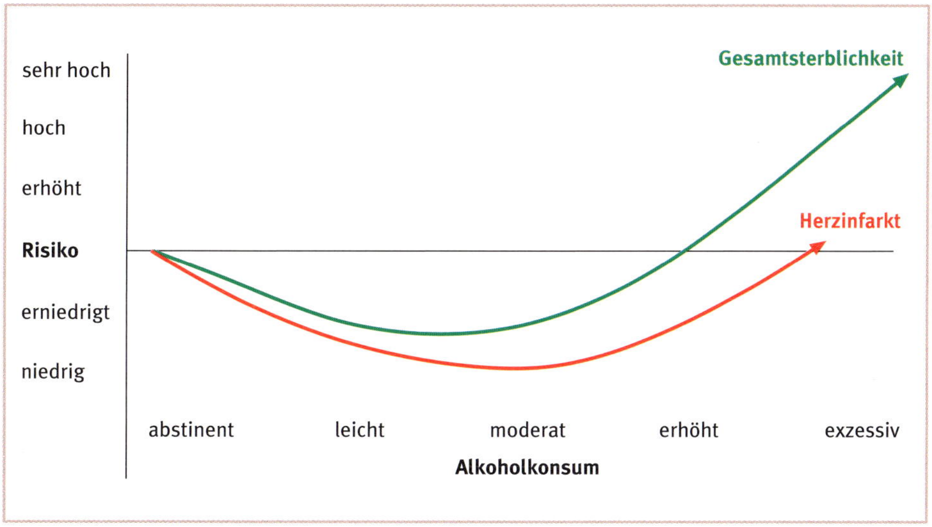

Abb. 1: Alkohol und Herzgesundheit

sinken der Kurve. Starker Alkoholkonsum lässt das Risiko wieder ansteigen, so dass die Kurve die Nulllinie der Abstinenzler überschneidet, um schließlich bei starkem Alkoholmissbrauch nahezu exponentiell anzusteigen.

Die Tatsache, dass moderater Alkoholkonsum das Risiko für Herz-Kreislauf-Erkrankungen reduziert, kann also als gesichert gelten. Es stellt sich nur die Frage: Auf welche Weise bewirkt der Alkohol eine derartige Risikoreduktion? Um hierauf eine Antwort zu finden, müssen wir uns ein wenig in das Thema vertiefen und uns anschauen, wie es denn eigentlich zu einem Herzinfarkt kommt. Auch hier hat in den letzten Jahren ein ziemliches Umdenken stattgefunden.

Wie unsere Gefäße verkalken ...

Die eigentliche Ursache für kardiovaskuläre Erkrankungen, zu denen neben dem Herzinfarkt auch der Schlaganfall gehört, besteht in der Entwicklung einer Arteriosklerose, also einer Verkalkung der Blutgefäße. Lange Zeit verglich man sie mit dem entsprechenden Prozess in einer Wasserleitung: Irgendwo an der Innenwand kommt es zu den ersten Ablagerungen. Die Substanz, die sich dabei ablagert, ist vor allem das Cholesterin. Nach und nach werden die Ablagerungen (der medizinische Begriff lautet Plaques) immer größer. Irgendwann ist dann das gesamte Blutgefäß verstopft. Die Folge ist ein Herzinfarkt oder Schlaganfall. Soweit das etwas simple Bild dieser Erkrankung, das die Medizin allerdings lange gezeichnet hat.

Heute stellt sich das Bild von der Entwicklung einer Arteriosklerose wesentlich komplexer dar. Vom Cholesterin wissen wir schon seit langem, dass wir zwei Fraktionen zu unterscheiden haben: das HDL- und das LDL-Cholesterin. Schädlich für die Blutgefäße ist lediglich das LDL-Cholesterin. Das HDL-Cholesterin ist dagegen jenes, das die Blutfette zur Leber zurücktransportiert und somit für die Blutgefäße einen Schutzfaktor darstellt. Aber auch das LDL-Cholesterin ist nicht an sich schädlich. Lediglich in seiner oxidierten Form wird es zur Gefahr. Oxidiert wird das Cholesterin durch aggressive Moleküle, die inzwischen unter dem Namen »freie Radikale« bekannt geworden sind. Die Oxidation des Blutfettes Cholesterin ist chemisch dem Prozess des Ranzigwerdens von Lebensmittelfetten vergleichbar. Die oxidierte Form des LDL-Cholesterins kann sich an das Endothel, die innerste Schicht der Blutgefäßwand, anlagern. Dieses Anlagern führt dazu, dass ein entzündlicher Prozess in Gang kommt.

Spezialisierte weiße Blutkörperchen, so genannte Fresszellen, machen sich auf den Weg, die LDL-Partikel zu beseitigen. Die Fresszellen können sich allerdings auch überfressen, wenn sie zu viel Material aufnehmen. Dann wandeln sie sich zu so genannten Schaumzellen, die sich in der Gefäßwand einlagern. Nach und nach entstehen so die atheromatösen Plaques, also die Ablagerungen an der Gefäßwand, welche diese zunehmend einengen. Durch das Einsprossen weiterer spezialisierter Zellen werden diese Plaques stabilisiert. Solange sie sich nicht lösen, passiert noch nicht viel. Dennoch bleiben sie, vor allem durch weiter ablaufende chronische Entzündungen, ein ständiger Unruheherd. Wenn dann ein solcher Plaque aufbricht, wird sofort das körpereigene Gerinnungssystem in Gang gesetzt. Blutplättchen, die so genannten Thrombozyten, und weitere Gerinnungsfaktoren heften sich an den Plaque. Dadurch wird sein Durchmesser allerdings noch größer. Wird nun dieser abgerissene Plaque weitertransportiert, kann er in eine Endarterie geraten, also in ein Blutgefäß, das alleine für die Blutversorgung eines Gewebegebietes zuständig ist. Da die Arterie nun verstopft ist, wird das Gewebe nicht mehr mit Blut versorgt und geht in kurzer Zeit zugrunde. Genau dies passiert bei einem Herzinfarkt oder einem Schlaganfall. War das verstopfte Gefäß nur sehr klein und damit das zugrunde gehende Areal begrenzt, so hält sich der Schaden in Grenzen. Gehen allerdings größere Gebiete zugrunde, kann das Ereignis lebensbedrohlich oder sogar tödlich sein.

Für Entstehung von Herz-Kreislauf-Erkrankungen ist also eine ganze Reihe von Faktoren verantwortlich:

- Hohe Konzentrationen von LDL-Cholesterin bzw. niedrige Konzentrationen von HDL-Cholesterin bewirken eine Fettstoffwechselstörung.
- Eine oxidative Belastung des Körpers durch eine hohe Konzentration von freien Radikalen führt dazu, dass das LDL-Cholesterin in seine gefährliche, also oxidierte Form umgewandelt und in die Gefäßwand eingelagert wird.
- Chronisch entzündliche Prozesse in der Gefäßwand begünstigen sowohl die Bildung als auch das Aufbrechen von Plaques.
- Eine übermäßige Aktivierung des Gerinnungssystems vergrößert die Plaques und somit den Schaden, den diese in den Endarterien anrichten.

Auf welche Weise verhindert nun der Wein Erkrankungen der Blutgefäße? Die Antwort klingt unglaublich, ist aber wahr: Alkohol wirkt sich in allen vier Bereichen schützend aus.

Das französische Paradoxon

... und was der Alkohol dagegen tun kann

Zunächst einmal entfaltet Alkohol eine positive Wirkung auf die Blutfette. Vor allem erhöht es das gefäßschützende HDL-Cholesterin, und zwar um 10 bis 15 Prozent.

Ein weiterer wichtiger Faktor: Wein schützt das LDL-Cholesterin vor der Oxidation. Während die Erhöhung des HDL-Cholesterins ein Effekt ist, der dem Alkohol an sich zugeschrieben wird, ist die antioxidative Wirkung eher bedingt durch sekundäre Stoffe spezifischer Alkoholika. Hier ist in erster Linie das Resveratrol des Rotweins zu nennen.

Die chronisch-entzündlichen Prozesse der Gefäßwand, welche in letzter Zeit als ganz entscheidend für die Ausbildung einer Arteriosklerose angesehen werden, sind unter dem Einfluss von Alkohol ebenfalls gemindert. Auch hier verstärkt das Resveratrol als spezifischer Entzündungshemmer diese Wirkung.

Schließlich hemmt der Alkohol das Verkleben der Blutplättchen – ein Effekt, wie er ganz ähnlich auch durch die Einnahme einer Aspirintablette erreicht wird. Auch weitere Faktoren des Gerinnungssystems werden beeinflusst. Gerinnungssubstanzen wie das Plasminogen oder das Fibrinogen, von denen bekannt ist, dass erhöhte Spiegel einen deutlichen Risikofaktor darstellen, werden durch den Konsum von Alkohol erniedrigt.

Und noch etwas hat sich bei Personen, die täglich moderat Alkohol trinken, gezeigt: Sie haben einen verbesserten Insulinstoffwechsel. Insulin ist ein Hormon, das von der Bauchspeicheldrüse produziert wird. Den meisten Menschen ist es durch seine Rolle bei der Zuckerkrankheit bekannt. Die wesentliche Aufgabe des Insulins besteht darin, den Blutzucker (die Glukose) in die Muskelzellen einzuschleusen, wo er dann zur Energiegewinnung genutzt wird.

Ist die Bauchspeicheldrüse nicht in der Lage, genügend Insulin zu bilden, wie es zum Beispiel beim Typ-I-Diabetes der Fall ist, so steigt der Blutzuckerspiegel immer weiter an. Gleichzeitig fehlt der Zucker dort, wo er gebraucht wird, nämlich in der Zelle. Das Resultat ist eine schwere Stoffwechselentgleisung.

Die zwei Gesichter des Insulins

Noch zu Beginn des 20. Jahrhunderts kam die Entwicklung dieser Form des Diabetes einem Todesurteil gleich. Erst nachdem um 1920 das Insulin entdeckt und isoliert wurde, war es möglich, das fehlende Hormon zu ersetzen und den betroffenen Patienten ein weitgehend normales Leben zu ermöglichen.

Jahrzehntelang stand daher der Mangel an Insulin bei der Zuckerkrankheit im Mittelpunkt des medizinischen Interesses. Erst seit einigen Jahren hat man herausgefunden, dass sich auch ein Zuviel an Insulin gesundheitsschädigend auswirkt – vor allem in Hinblick auf die Entwicklung von Übergewicht und die Ausbildung ernährungsbedingter Erkrankungen.

Die Funktion des Insulins im menschlichen Körper geht nämlich weit über den reinen Einlass von Glukose in die Muskelzelle hinaus. Insulin greift nicht nur in den Zucker-, sondern auch in den Fettstoffwechsel ein. So verstärkt Insulin zum Beispiel die Bildung von Cholesterin in der Leber. Es ist beteiligt am Aufbau der Triglyceride, der Speicherform der Fettsäuren, und verhindert gleichzeitig deren Freisetzung aus den Fettzellen. Es bindet Salz und Wasser im Körper und erhöht so den Blutdruck. Zusätzlich reduziert Insulin die Thermogenese, also die Fähigkeit des Körpers, Wärme zu erzeugen, bei der zusätzlich Energie verbraucht wird.

All diese vielfältigen Funktionen des Insulins im Organismus sind durchaus sinnvoll, solange sich der gesamte Stoffwechsel in einem ausgewogenen Zustand befindet. Wird der Körper jedoch über einen längeren Zeitraum permanent mit einem Überangebot zugeführter Kalorien konfrontiert, so stellt sich ein Effekt ein, der zu einer verhängnisvollen Störung des Stoffwechselgleichgewichts führt: Die Ansprechbarkeit der einzelnen Muskelzellen auf das Insulin und damit ihre Fähigkeit, Glukose aus der Blutbahn aufzunehmen, lässt nach. Wahrscheinlich führt das ständige Überangebot an Glukose dazu, dass die so genannten Muskelrezeptoren, die den Glukoseeinlass steuern, geschädigt bzw. reduziert werden. Als Reaktion darauf schüttet die Bauchspeicheldrüse vermehrt Insulin aus, um die verbliebenen Rezeptoren noch mehr zu stimulieren. Die Entwicklung einer zusätzlichen Insulinresistenz an der Muskelzelle bewirkt auf diese Weise einen deutlichen Anstieg der Insulinkonzentration im Blut. Der Arzt spricht von einer Hyperinsulinämie.

Während auf der einen Seite immer höhere Mengen an Insulin benötigt werden, um an der Muskelzelle noch den gewünschten Effekt zu erzielen, verstärken sich auf der anderen Seite die eher unerwünschten Nebenwirkungen des Insulins. Der Fettabbau wird durch den hohen Insulinspiegel gehemmt. Die Salz- und Wassereinlagerung nimmt zu, so dass der Blutdruck steigt. Die Fähigkeit des Körpers, die in der Nahrung enthaltenen Kalorien in Wärme umzuwandeln, nimmt dagegen ab.

Das tödliche Quartett

Heute weiß man, dass eine ganze Reihe von Stoffwechselstörungen, die früher als eigene Erkrankungen angesehen und behandelt wurden, auf eine einzige gemeinsame Ursache, nämlich auf einen permanent erhöhten Insulinspiegel zurückzuführen ist. Zu diesen Krankheitsbildern gehören neben der Adipositas auch der Typ-II-Diabetes, der Bluthochdruck sowie Fettstoffwechselstörungen. Zusammen werden diese vier, durch eine Hyperinsulinämie bedingten Erkrankungen auch als metabolisches Syndrom bzw. als »das tödliche Quartett« bezeichnet. In den USA leidet inzwischen bereits jeder Fünfte an einer durch Hyperinsulinämie bedingten Erkrankung. Das metabolische Syndrom ist demnach die häufigste Erkrankung der westlichen Welt.

Erfordert nun die Tatsache, dass Alkohol den Insulinstoffwechsel günstig beeinflusst, ein Umdenken in der Diabetesdiät? Profitieren eventuell auch Diabetiker, denen man früher strikt den Alkoholgenuss verboten hat, von einem moderaten Konsum?

Auch Diabetiker profitieren

Genau so ist es. Eine Auswertung der Nurses Health Study, einer weiteren großen prospektiven Kohortenstudie mit mehr als 120000 Krankenschwestern, hat auch hier zu einem Umdenken geführt. Im Jahr 2000 erschien die Auswertung jenes Studienarms, der insbesondere die Diabetikerinnen in der Nurses Health Study untersucht hatte. Diese Studie brachte Sensationelles zu Tage: Die 5103 Diabetikerinnen der Studie, die moderat Alkohol tranken, hatten gegenüber den abstinenten Diabetikerinnen nach 14 Jahren ein um 55 Prozent gesenktes Risiko für kardiovaskuläre Erkrankungen.

Die Empfehlungen bezüglich der Diabetesdiät müssen also umgeschrieben werden. Selbstverständlich bedeutet dies nicht, dass Diabetikerinnen nun süße Liköre oder literweise Bier, das einen hohen glykämischen Index hat, zu sich nehmen sollten. Ein trockener Weiß- oder Rotwein ist allerdings für Diabetiker durchaus kein Tabu. Im Gegenteil: Das tägliche Gläschen Wein schützt auch Diabetiker vor dem Herzinfarkt.

INFO

Kommen wir zum Fazit dieses umfangreichen Kapitels. Es lautet: Derzeit gibt es keine andere Substanz, die zu einer so ausgeprägten Risikoreduktion kardiovaskulärer Erkrankungen führt wie Alkohol.

Dies ist nicht nur unter medizinischen Gesichtspunkten eine erfreuliche Nachricht. Es wird vor allem auch all jene beglücken, denen die häufig allzu asketisch gestimmten Gesundheitsapostel ein Gräuel sind. Gelegentlich bekommt man ja beim Lesen von Gesundheitsbüchern den Eindruck, alles was Spaß macht oder gut schmeckt sei eigentlich gesundheitsschädlich. Der Weg zu einem gesunden und langen Leben wäre demnach im Wesentlichen mit Verzichten und Verboten gepflastert. Da ist es doch beruhigend zu hören, dass derjenige, der lebt wie Gott in Frankreich, also mit ein bis zwei Glas Rotwein am Tag, viel mehr für seine Herzgesundheit tut als der lustfeindliche Abstinenzler. Und in den nächsten Kapiteln werden wir zeigen, dass nicht nur das Herz von einem moderaten Alkoholgenuss profitiert.

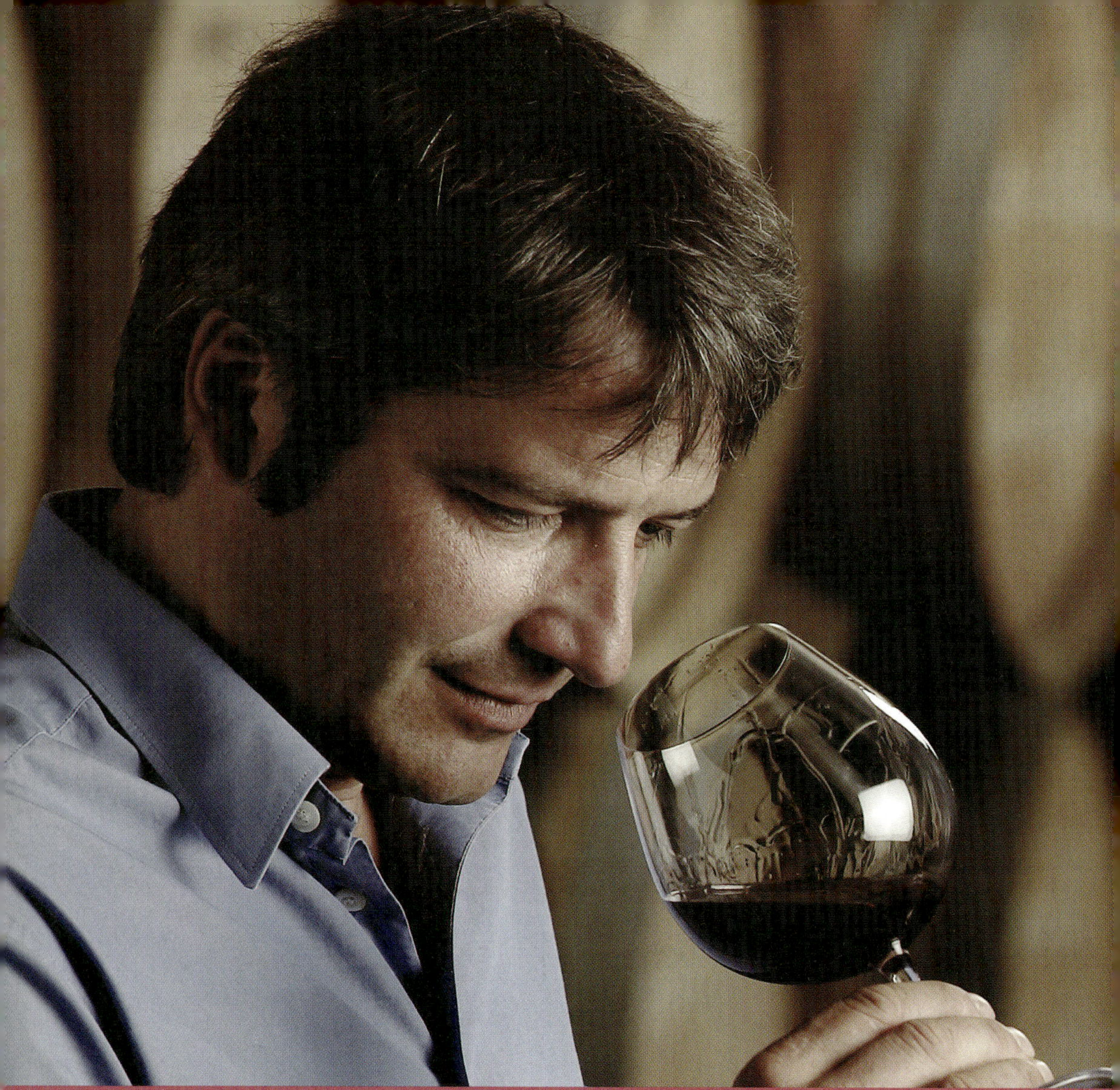

Geist und Wein

Guter Wein steigt in das Gehirn, macht es sinnig, schnell und erfinderisch, voll von feurigen und schönen Bildern.

William Shakespeare

Vom Herz zum Hirn: Die Tatsache, dass ein Gläschen Alkohol den Cholesterinspiegel senkt und Rotwein ein wahres Herzschutzmittel ist, hat sich ja inzwischen schon herumgesprochen. Wenn es aber um die Wirkung des Alkohols auf das Gehirn geht, so überwiegt die Skepsis. Jahrelang hat die deutschsprachige Öffentlichkeit miterlebt, wie der geniale Entertainer Harald Juhnke seine Alkoholkrankheit – gelegentlich zerknirscht, zumeist aber eher kokettierend – zu einem Medienereignis machte. Und jeder hat auch gesehen, wie die Sache schließlich endete: in völliger geistiger Umnachtung. Juhnke hatte sich im wahrsten Sinne des Wortes um den Verstand gesoffen. Ähnlich gelagerte, wenn auch weniger prominente Fälle lassen sich täglich in den Fußgängerzonen unserer Innenstädte oder im Bereich des Hauptbahnhofs besichtigen. Auch hier gewinnt man nicht unbedingt den Eindruck, dass der Genuss von Alkohol der Funktion unseres Gehirns sonderlich zuträglich ist.

Macht Alkohol also doof? Im Übermaß genossen sicherlich. Doch auch hier gilt der bekannte Satz des Paracelsus: Die Dosis macht das Gift. Was in überhöhten Konzentrationen schädlich ist, kann in niedrigen Dosierungen durchaus nützlich sein. Das gilt auch für die Wirkung des Alkohols auf das Gehirn.

Alzheimer – die Erkrankung des 21. Jahrhunderts

Im Mai 2005 veröffentlichte das Deutsche Ärzteblatt, das zentrale Organ der Deutschen Ärzteschaft, eine Titelgeschichte über »Demenz – Möglichkeiten der Prävention« – ein Thema von allergrößtem Interesse. Das erstmals 1906 von dem fränkischen Neurologen Alois Alzheimer beschriebene Krankheitsbild der Demenz ist die wichtigste der so genannten neurodegenerativen Erkrankungen. Die Alzheimer-Demenz beginnt zumeist mit einem schleichenden Gedächtnisverlust und führt schließlich zu einem nahezu vollständigen Verfall der Persönlichkeit. In den Endstadien sind die betroffenen Patienten hilflos und pflegebedürftig wie Kleinkinder. Eine derartige Erkrankung ist nicht nur ein furchtbares Schicksal für die Betroffenen selbst, sondern auch für deren Angehörige, die den allmählichen Verfall eines Familienmitglieds häufig über Jahre hinweg verfolgen müssen. Nicht zuletzt stellt die Alzheimer-Demenz auch eine schwere Belastung für das Gemeinwesen dar, denn in ihrem Endstadium verursacht die Erkrankung enorme Kosten.

Gegenwärtig wird die Zahl der in Deutschland an Alzheimer Erkrankten auf 1,1 Millionen geschätzt. Diese Zahl nimmt ständig weiter zu. Dafür gibt es einen relativ einfachen Grund: Die Menschen werden immer älter. Und der Hauptrisikofaktor für eine Demenz ist nun einmal ein hohes Lebensalter.

Die Alzheimer-Demenz wird – so viel ist bereits heute klar – eine der wichtigsten Erkrankungen des 21. Jahrhunderts. Ein anderer, düsterer Aspekt kommt hinzu: Gegen Herz-Kreislauf-Erkrankungen gibt es effektive Therapien. Die wichtigsten Risikofaktoren wie Bluthochdruck oder erhöhte Cholesterinspiegel sind bekannt und lassen sich wirksam behandeln. Bei der Alzheimer Demenz ist das anders. Zum gegenwärtigen Zeitpunkt gibt es weder effektive Behandlungen für die manifest Erkrankten noch wirklich gut etablierte Vorbeugemaßnahmen für die Gefährdeten.

Vom Nervengift zum Brainbooster

Umso wichtiger ist es, alle Möglichkeiten auszuschöpfen, die einen wie auch immer gearteten Schutzeffekt gegen die Demenz versprechen. Und siehe da: Zu den viel versprechenden Kandidaten auf diesem Gebiet gehört nach neuen Untersuchungen eine Substanz, die noch bis vor kurzem als Nervengift abqualifiziert wurde: der Alkohol. Natürlich nicht nach der Devise »viel hilft viel«. Aber in der entsprechenden, sprich moderaten Dosis ist der schützende Effekt des Alkohols gegen die Demenz inzwischen gut belegt. Und so reiht auch das Deutsche Ärzteblatt in einem Artikel den Alkohol unter die protektiven Faktoren ein. Der entsprechende Abschnitt beginnt mit der kurzen und knackigen Feststellung: »Wöchentlicher Weinkonsum vermindert im Vergleich zu einer abstinenten Kohorte das Demenzrisiko um mehr als die Hälfte.«

Schauen wir uns die entsprechenden Studien genauer an. Eine der ersten Hinweise darauf, dass Alkohol vor Alzheimer schützt, stammt – wie könnte es anders sein – aus Frankreich. Im Departement Bordeaux hat man dort insgesamt 3777 Personen im Alter von über 65 Jahren drei Jahre lang speziell auf den Zusammenhang von Alkoholgebrauch und geistiger Fitness überprüft. Das 1997 in einer neurologischen Fachzeitschrift veröffentlichte Ergebnis lautete: Je mehr Wein getrunken wurde, umso geringer war das Alzheimerrisiko. Und in Bordeaux – das sei hier angemerkt – wird ja hauptsächlich Rotwein getrunken.

Keinen Unterschied bezüglich der Art des Alkohols, aber eine deutliche Risikoreduktion für den Morbus Alzheimer fand eine im Jahr 2002 veröffentlichte

INFO

Resveratrol gegen die Grabsteine in unserem Hirn

Verbesserte Hirndurchblutung, Abpuffern von freien Radikalen, Verminderung chronisch entzündlicher Prozesse – all das sind Faktoren, die sich günstig auf ein alterndes Gehirn auswirken und dem Morbus Alzheimer vorbeugen. Resveratrol übt all diese Funktionen nachweislich aus. Doch die eigentliche Ursache der Alzheimer-Demenz ist eine andere: Wenn Pathologen bei einer Obduktion das Gehirn eines Alzheimerpatienten untersuchen, so finden sie dieses zum einen deutlich geschrumpft. Bei der mikroskopischen Untersuchung fallen darüber hinaus sehr charakteristische Strukturen auf, die als Beta-Amyloid-Plaques bezeichnet werden. Im weitesten Sinne handelt es sich dabei um Abfallhaufen von Proteinresten. Amyloid ist ein Eiweißmolekül, das in der Wand von Nervenzellen vorkommt. Solche Eiweiße werden im Körper abgebaut, indem sie von Enzymen in kleinere Einheiten gespalten werden. Bei der Alzheimer-Erkrankung findet diese Spaltung an einer falschen Stelle statt. Die Folge sind Spaltprodukte, die der Körper offensichtlich nicht mehr richtig erkennt und daher auch nicht abtransportiert. Die Proteinabfälle reichern sich zu kleinen Müllhaufen an (den Beta-Amyloid-Plaques), die schließlich zu Grabsteinen unseres Gedächtnisses werden.

Die beste Therapie des Morbus Alzheimer bestände also darin, genau diesen Prozess der falschen Eiweißspaltung zu verhindern. Im November 2005 veröffentlichte eine Wissenschaftlergruppe um Philippe Marambaud vom Research Centre for the Study of Alzheimer Disease and Memory Disorders in New York eine bahnbrechende Studie. Die New Yorker Forscher hatten Zellkulturen, die menschliches Betaamyloid produzierten, mit Resveratrol versetzt und anschließend die Konzentration der Proteinbruchstücke innerhalb und außerhalb der Zelle gemessen. Das Resultat: Die mit Resveratrol getränkten Zellen zeigten deutlich geringere Amyloidwerte als die unbehandelten. Resveratrol greift also ganz gezielt in den eigentlichen Mechanismus dieser Krankheitsentstehung ein. Neben seiner antioxidativen und antiinflammatorischen Wirkung hat Resveratrol also auch einen »antiamyloidogenen« Effekt.

Pharmaforscher in aller Welt suchen seit Jahren fieberhaft nach Substanzen, die gezielt in den eigentlichen Entstehungsmechanismus der Alzheimer-Erkrankung eingreifen. Das erste wirklich wirksame Medikament, das eine Pharmafirma gegen Alzheimer auf den Markt bringt, wird zweifellos ein Verkaufsschlager des Pharmamarktes werden und der Firma astronomische Gewinne bescheren. Bis es soweit ist, werden allerdings noch einige Jahre vergehen. Eine Substanz, die sich zum großen Kummer der Pharmaindustrie leider nicht mehr patentieren lässt, scheint aber bereits jetzt ganz ähnliche Wirkungen zu entfalten. Sie finden sie in hohen Konzentrationen in jedem Glas Rotwein.

Arbeit mit dem Titel »Amount and type of alcohol and risk of demencia«. In dieser Fallkontrollstudie an mehr als 1700 Personen konnte deutlich gezeigt werden, dass moderate Alkoholkonsumenten gegenüber Abstinenzlern ein sogar um fast zwei Drittel niedrigeres Risiko hatten, eine Demenz zu bekommen. Hätte ein neu entwickeltes Medikament eine derartige Wirkung gezeigt, es wäre wahrscheinlich der Verkaufsschlager in unseren Apotheken.

Aber es kommt noch besser. Die international wohl wichtigste Studie zum Thema Alzheimer ist die so genannte Rotterdamer Studie. In dieser prospektiven Langzeitstudie werden tausende älterer Menschen seit vielen Jahren im Hinblick auf die Entwicklung eines Morbus Alzheimer untersucht. Die Rotterdamer Studie spielt für die Neurologie eine ähnlich entscheidende Rolle wie die Framingham-Studie für die Kardiologie. Auch hier zeigen die regelmäßigen Zwischenveröffentlichungen ein eindeutiges Bild: Wer täglich ein bis zwei Gläser Alkohol gleich welcher Sorte trinkt, verringert sein Demenzrisiko um mehr als die Hälfte.

Warum hat nun Alkohol eine solch positive Wirkung auf das Gehirn? Mehrere Faktoren kommen hier zusammen: Zunächst einmal wirkt Alkohol gefäßerweiternd, führt also zu einer besseren Durchblutung. Ein besser durchblutetes Organ ist auch ein besser funktionierendes Organ. Das gilt natürlich auch für das Gehirn. Darüber hinaus hat man herausgefunden, dass viele Risikofaktoren, die für die Arteriosklerose von Bedeutung sind, in gleicher Weise auch für Entstehung einer Demenz wichtig sind. Hierzu zählt die oxidative Belastung durch freie Radikale ebenso wie Zellschädigungen durch chronisch niederschwellige Entzündungen. Antioxidative und antiinflammatorische Wirkungen des Weins, die sich positiv auf die Gefäßwand auswirken, sorgen also auch für den Schutz gegen Alzheimer-Demenz. Und nicht nur gegen diese.

Alzheimer ist nicht die einzige Demenzform

Neben der bekannten, nach Alois Alzheimer benannten Demenzform, gibt es noch eine weitere degenerative Hirnerkrankung, die völlig anders entsteht, jedoch zu ganz ähnlichen Symptomen führt. Bei der so genannten vaskulären Demenz sind es vor allem die kleinen Hirngefäße, die geschädigt sind. Ähnlich wie bei einem Herzinfarkt die Herzkranzarterien verstopfen, so kommt es bei der vaskulären Demenz immer wieder zu kleinen und kleinsten Verschlüssen der Hirnarterien mit daraus resultierenden Infarkten. Zunächst verlaufen diese häufig unbemerkt, aber allmählich summieren sich die Infarkte und führen so zu einem ausgedehnten Untergang von Hirngewebe (so genannte Multiinfarktdemenz).

Etwa 30 Prozent aller Demenzen sind Folge derartiger Gefäßstörungen. Natürlich kommen häufig auch Mischformen vor. Aufgrund der gefäßschützenden Wirkung zeigt der moderate Alkoholkonsum bei dieser Sonderform der Demenz sogar noch stärker ausgeprägte Schutzeffekte als bei der reinen Alzheimer-Demenz.

INFO

Wer also auch im Alter noch klar denken will, sollte frühzeitig seinem Denkorgan mit einem täglichen Glas Wein etwas Gutes tun. Alkohol in Maßen ist ein »Think-Drink«.

»Sorgenbrecher sind die Reben«

Aber natürlich geht es nicht nur darum, degenerativen Erkrankungen des Gehirns im Alter vorzubeugen. Alkohol beeinflußt auch die normalen Gehirnfunktionen des Gesunden – wir alle wissen das. »Sorgen bringt das liebe Leben, Sorgenbrecher sind die Reben«, reimte Goethe und wies damit auf eine besondere Funktion des Alkohols hin: Alkohol ist ein mildes Sedativum, ein Beruhigungsmittel.

Natürlich schreien jetzt alle Suchtexperten auf und heben mahnend den Zeigefinger: Man kann doch seine Sorgen nicht im Alkohol ertränken. Alkohol löst keine Probleme, er macht sie nur noch größer! Keine Widerrede. Wer vor den Belastungen des Alltags in die Tröstungen des Alkohols flüchtet, tut weder sich noch seiner Umwelt einen Gefallen.

Doch wie alles, so ist auch dies eine Frage des rechten Maßes. Wer seinen Feierabend oder ein paar Mußestunden mit einem Glas Wein einleitet und dabei feststellt, dass sich mit einem guten Roten manche Alltagsprobleme gar nicht mehr so dramatisch darstellen, der ist sicherlich noch kein Erleichterungstrinker und muss auch nicht fürchten, dass sein Weg in den Abgrund bereits vorgezeichnet ist.

Gleiches gilt auch für diejenigen, die mit einem spätabendlichen Schoppen für die nötige Bettschwere sorgen. Nach allem, was wir inzwischen über die positiven Wirkungen des Alkohols wissen, ist ein nächtlicher Schlummertrunk der Einnahme einer Schlaftablette auf jeden Fall vorzuziehen.

Geist und Wein

Die Muse vieler Dichter

Alkohol hat aber nicht nur beruhigende und Schlaf fördernde Wirkungen – er kann auch durchaus anregen. Ein Umstand, den die Dichter aller Zeiten zu schätzen und zu nutzen wussten. Ob Anakreon und seine Schule im antiken Griechenland, ob Romantiker wie E.T.A. Hoffmann, ob Expressionisten wie Gottfried Benn oder der steinalt gewordene Ernst Jünger – sie alle nutzten und priesen die Wirkungen des Alkohols für ihr Werk. Wie viel an abendländischer Kultur wäre uns wohl entgangen, wenn unsere großen Dichter und Denker nichts anderes als Tee getrunken hätten?

INFO

Goethe – ein Leben mit und durch den Wein

Zu den größten Liebhabern des Weins in der deutschen Literaturgeschichte gehört zweifellos ihr herausragender Vertreter: Johann Wolfgang von Goethe. Er hat den Wein in vielen seiner Werke nicht nur immer wieder besungen; nach eigenen Angaben verdankt er ihm sogar sein Leben. In seiner Autobiographie »Dichtung und Wahrheit« schildert Goethe, wie er fast tot geboren wurde und nur durch das resolute Eingreifen einer Hebamme gerettet wurde, die ihn in Wein badete. »So ward ich denn geboren, oder vielmehr aus der Mutter herausgezogen, fast wie tot, mit schwarzem, krausen Haar. In einem Bad heißen Weins, das einem anderen hätte gefährlich werden können, kam ich zu Kräften.«

Geprägt durch dieses frühkindliche Erlebnis ward Goethe auch im hohen Erwachsenenalter nicht müde, die Leben spendende Kraft des Weins zu preisen. Bekannt ist sein Ausspruch: »Das Leben ist zu kurz, um schlechten Wein zu trinken«. Weniger bekannt ist, wie sehr der Dichterfürst diese Maxime auch tatsächlich in die Tat umsetzte. Da die Haushaltsbücher Goethes größtenteils erhalten sind, wissen wir über seinen Weinkonsum ziemlich genau bescheid. Für das Jahr 1829 findet sich unter dem Stichwort »Weinerwerb« eine Summe, die 20 Prozent der Gesamtausgaben ausmacht. Auch Zeitgenossen Goethes berichten, dass der Geheime Rat täglich ein bis zwei Flaschen Wein konsumiert habe. Selbst unter neueren ernährungsmedizinischen Gesichtspunkten war das etwas zu viel. Aber geschadet hat es dem Weimarer Klassiker offensichtlich nicht. Und so schrieb Georg Brand über den angeblich viel zu hohen Alkoholkonsum Goethes lakonisch: »Goethe trank täglich mehr als zwei Liter Wein und wurde über 80 Jahre alt. Und niemand sage, mit nur einem Liter Wein hätte er zweimal so viel geschrieben und wäre doppelt so alt geworden.«

Und um das Kapitel mit einem persönlichen Erfahrungsbericht abzuschließen: Auch wenn es mir völlig fern liegt, mich in die oben zitierte Riege von Großschriftstellern einzuordnen. Selbst bei der Abfassung dieses bescheidenen Patientenratgebers habe ich die Unterstützung durch das ein oder andere Glas Rotwein als durchaus hilfreich empfunden.

Exkurs: Rotwein – eine Quelle für Melatonin

Auf viele Menschen hat Rotwein eine entspannende Wirkung. Nicht wenige nutzen ein Glas Rotwein zum Abend als klassischen Schlummertrunk. Neueste Forschungen zeigen, warum das so ist: Im Juni 2006 berichteten italienische Wissenschaftler im Journal of the Science of Food and Agriculture, dass sie in der Haut roter Weintrauben das Hormon Melatonin entdeckt haben.

Melatonin ist ein Hormon, das beim Menschen in der Zirbeldrüse gebildet wird und den Schlaf-Wach-Rhythmus steuert. Darüber hinaus besitzt es starke antioxidative Eigenschaften. Neben dem Nebennierenrindenhormon DHEA gilt Melatonin als klassisches Anti-Aging-Hormon. Darüber hinaus wird es auch gerne bei Jetlag eingesetzt, der ja eine Störung des Schlaf-Wach-Rhythmus darstellt.

In Amerika sind Melatoninpräparate aufgrund ihrer vielfältigen gesundheitsfördernden Wirkungen ein Renner in Apotheken und Drogerien. In Nahrungsmitteln wurde Melatonin bisher jedoch noch nicht nachgewiesen. Deshalb erregten die Ergebnisse der italienischen Forschergruppe weltweit Aufsehen. Es zeichnet sich immer deutlicher ab, dass Rotwein ein Jungbrunnen ist, der sich aus vielen Quellen speist. Dass in ihm jedoch auch klassische Anti-Aging-Hormone enthalten sind, hat selbst Fachleute überrascht.

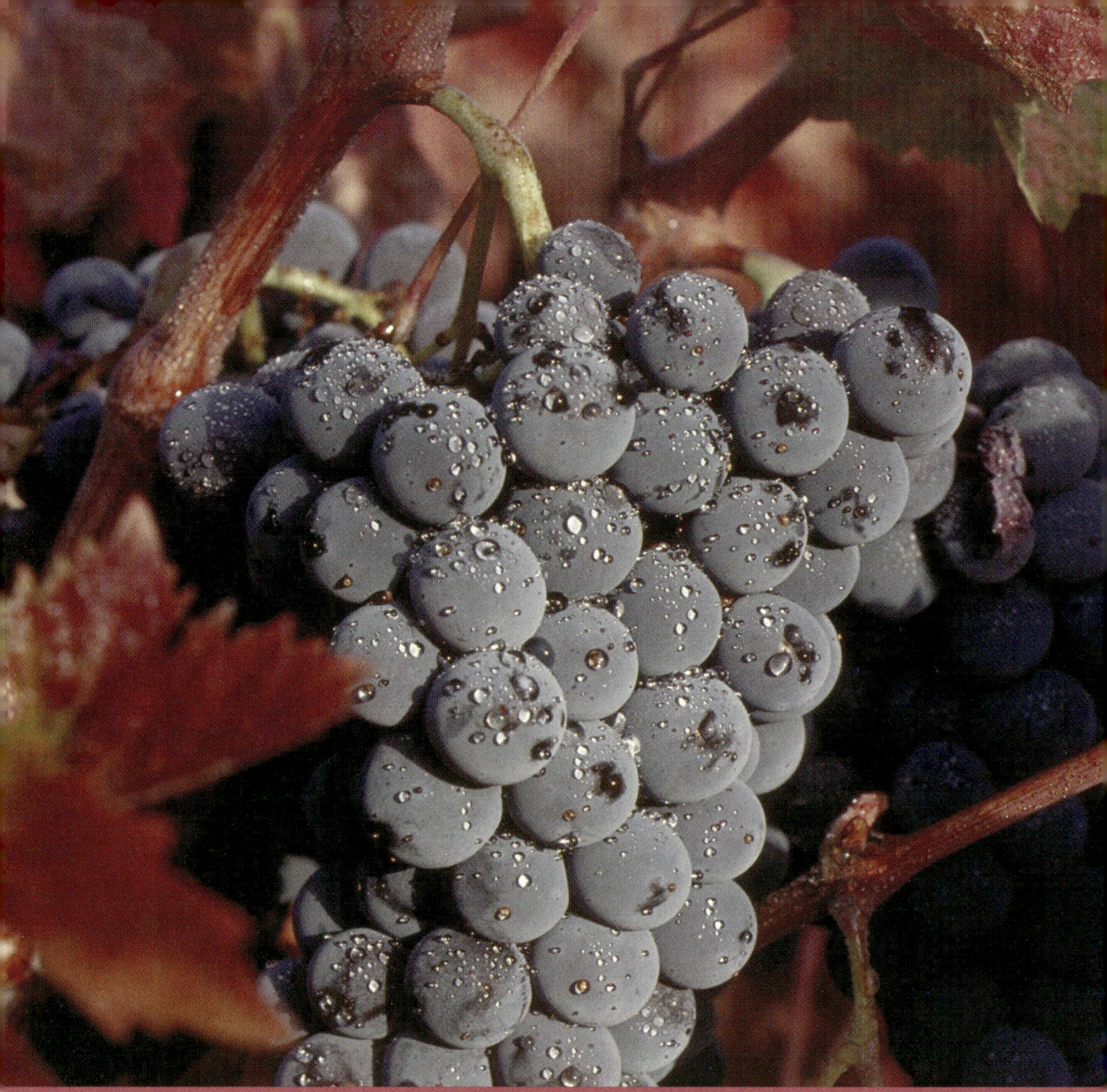

Magengeschwüre, Nierensteine, Fortpflanzungsprobleme – was der Wein sonst noch alles kann

Es gibt mehr alte Weinbauern als alte Ärzte.

Deutsches Sprichwort

Seit der Antike steht Wein im Ruf, der Verdauung förderlich zu sein. Darüber hinaus wurde er hauptsächlich zur Behandlung und zur Vorbeugung von Infektionen des Magen-Darm-Trakts eingesetzt. Über Jahrhunderte hinweg nutzten europäische Reisende diesen Effekt, um sich in exotischen Ländern vor den häufig fürchterlichen Folgen von »Montezumas Rache« zu schützen. So schildert etwa Herrmann Hesse in den Aufzeichnungen seiner Indienreise, dass er einer chronischen Durchfallerkrankung kaum noch Herr wurde – bis er anfing, sie mit Rotwein zu kurieren.

Neuere Untersuchungen bestätigen die infektionshemmenden Effekte des Weinkonsums. Zum einen haben die im Wein enthaltenden Polyphenole eine direkte antibakterielle und sogar antivirale Wirkung. Zum anderen fördert der Wein im Magen die Sekretion von Magensaft und Magensäure. Für die Infektionsprophylaxe ist Wein also ein exzellentes Mittel gegen unerwünschte Keime in der Nahrung.

Kampf dem Helicobacter

Ganz aktuell bekommt die antibakterielle Wirkung des Weines noch eine zusätzliche Bedeutung. Das Magengeschwür ist nicht nur eine höchst unangenehme, sondern auch eine weit verbreitete Erkrankung. Seine Ursachen lagen lange im Dunkeln. Über Jahre hinweg hielt man Magengeschwüre vor allem für eine psychosomatische Störung. Danach führte vor allem übermäßiger Stress dazu, dass der schützende Magenfilm über der Schleimhaut angedaut wird und somit der Magen beginnt, sich allmählich selbst zu verdauen. Inzwischen weiß man, dass es ganz anders ist.

Die wahren Auslöser des Magengeschwürs sind winzige, spiralförmig gewundene Bakterien namens Helicobacter pylori. 1983 wurden sie erstmals entdeckt und mittlerweile besteht kein Zweifel mehr daran, dass sie für die Entstehung von Magengeschwüren verantwortlich sind. Da der Magenkrebs zumeist auf der Grundlage eines Magengeschwürs entsteht, sind die kleinen Widerlinge auch für diesen bösartigen Tumor die eigentlich Ursache. Nachweisen lassen sich die Helicobacter-Bakterien durch eine Schleimhautprobe oder durch einen Atemtest.

Die neuen Erkenntnisse über die bakterielle Ursache des Magengeschwürs haben auch die Therapie der Erkrankung völlig verändert. Wo früher über Monate hinweg Säureblocker zum Einsatz kamen oder »Rollkuren« empfohlen wurden, reicht inzwischen eine einwöchige Therapie mit drei Medikamenten, von denen zwei Antibiotika sind.

Wenn jedoch Bakterien die entscheidende Rolle in der Entstehung des Magengeschwürs spielen – müssten dann nicht Weintrinker aufgrund der antibakteriellen Wirkung ihres Lieblingsgetränkes besonders geschützt sein? Eine Studie ging dieser Frage nach und stellte fest: Genau so ist es. Gegenüber der Gesamtbevölkerung zeigten regelmäßige Weintrinker eine um 42 Prozent erniedrigte Besiedelungshäufigkeit der Magenschleimhaut mit Helicobacter pylori. Biertrinker kamen immerhin auf eine Reduktion von 25 Prozent. Regelmäßiger Kaffeekonsum erhöhte die Infektionshäufigkeit.

Und wie steht es nun mit der häufigsten Infektion überhaupt, dem banalen Schnupfen? Eine spanische Multicenterstudie an mehr als 4000 Mitarbeitern von fünf spanischen Universitäten untersuchte den Einfluss von Alkohol auf Erkältungskrankheiten. Die besten Resultate erzielten – fast hätten wir es uns gedacht – die Rotweintrinker. Bei ein bis sieben Glas Rotwein pro Woche hatten sie im Durchschnitt lediglich 0,4 Erkältungskrankheiten pro Jahr. Im Vergleich dazu die Abstinenzler: Bei ihnen lag die Erkältungsrate bei 1,35, also etwa dreimal so hoch. Die Studie erschien 2002 im angesehenen American Journal of Epidemiology.

Urologen müssen umlernen

Ein Bereich der Medizin, in welchen sich der therapeutische Einsatz von Alkohol über die Jahrhunderte hinweg gehalten hat, ist die Behandlung von Nierensteinen. Sehr zur Freude ihrer vor allem männlichen Patienten empfehlen Urologen bis heute den reichlichen Genuss von Bier zur Therapie und vor allem zur Prophylaxe von Nierensteinen. Gründlich und genau wie Mediziner nun einmal sind, wurde aber auch die Fragestellung, welches Getränk bei Nierensteinen denn nun am besten hilft, mittels einer großen Studie überprüft. Das Ergebnis war für viele eine Überraschung. Wein wirkt auch hier besser als Bier. Ein großes Glas Wein pro Tag reduzierte das Nierensteinrisiko um 34 Prozent, eine Flasche Bier lediglich um 21 Prozent. Teetrinker hatten ein um 14 Prozent erniedrigtes Risiko. Kaffee brachte es immerhin noch auf 10 Prozent. Wasser, Milch, Cola und Limonade zeigten keinerlei Effekt. Apfelsafttrinker erhöhten ihr Risiko für einen Nierenstein um 30 Prozent. Das sollte all jenen langweiligen Menschen, die – wo sie auch sind – immer nur Apfelsaftschorle bestellen, doch zu denken geben.

Let's talk about ...

Kommen wir abschließend noch zu einem Thema, das in diesem Zusammenhang natürlich von allergrößtem Interesse ist: Sex. Die aphrodisierende Wirkung von Alkohol ist seit langem bekannt, vielfach beschrieben und noch häufiger besungen. Sie ist eine der Ursachen, warum Männer von jeher gerne zum Glas greifen, und der Hauptgrund dafür, dass Frauen in vielen Kulturen und gesellschaftlichen Epochen der Zugang zum Alkohol verweigert wurde.

Doch Wein steigert nicht nur die Lust, sondern offensichtlich auch die Fruchtbarkeit. Zu diesem Ergebnis gelangt zumindest eine 2003 im British Medical Journal erschienene Studie an 29 844 schwangeren Frauen. Die Zeitschrift Frauenarzt, das offizielle Organ der Deutschen Gynäkologischen Gesellschaft, berichtete über diese Studie mit der schönen Überschrift »In-Vino-Fertilisation«.

In-Vino-Fertilisation

Schneller schwanger durch Wein?

Frauen, die Wein trinken, werden schneller schwanger. So lautet – nach dem Fachmagazin BMJ (http://bmj.com) – das Ergebnis einer Studie, die den Einfluss verschiedener Alkoholika auf das Schwangerwerden untersuchte.

Woher dieser Effekt rührt, ist bislang unklar. Dass Weingenuss der Gesundheit dient, ist nichts Neues. Wer Wein in Maßen konsumiert, hat nachweislich ein geringeres Krebsrisiko und lebt durchschnittlich länger.

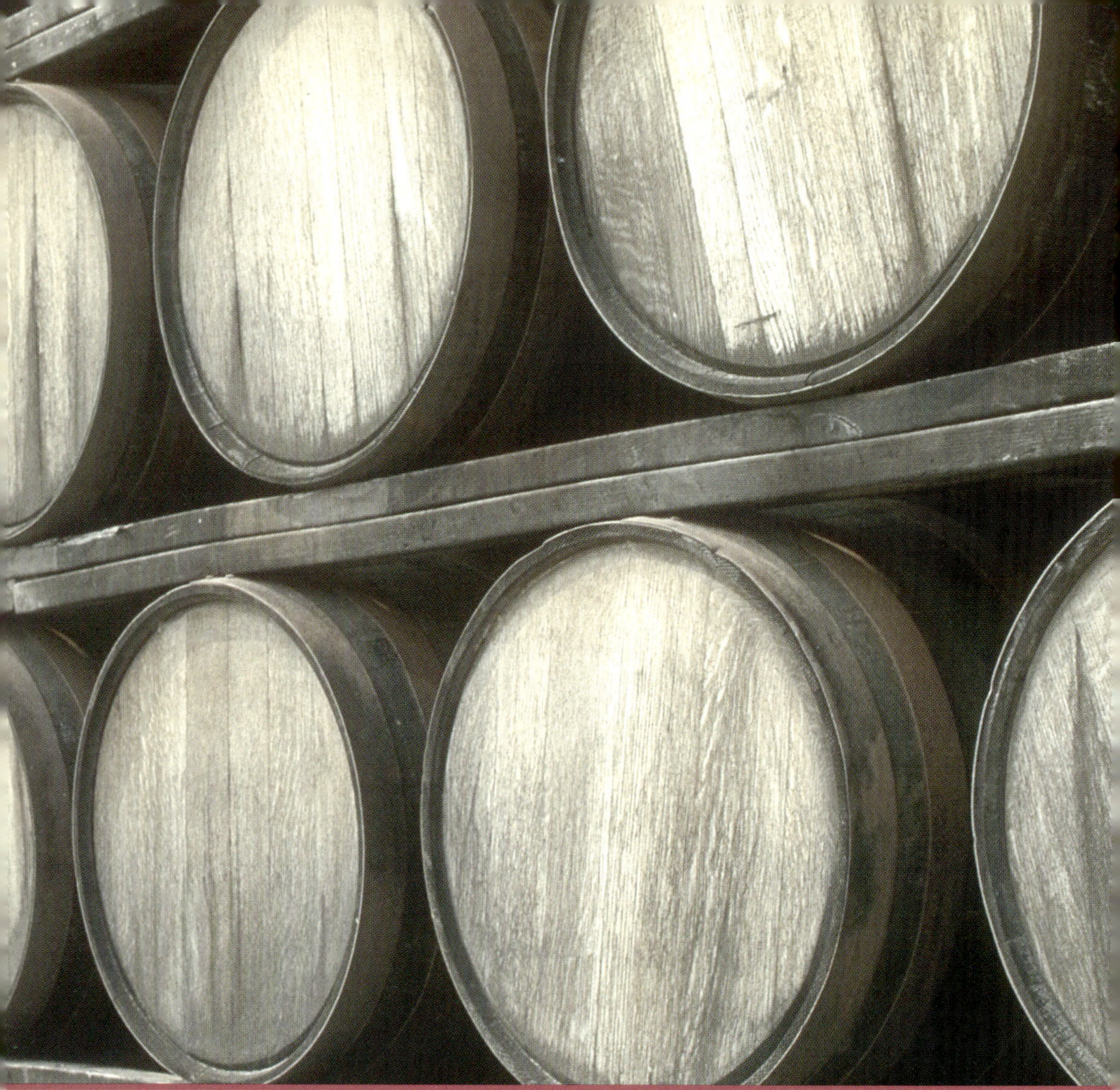

Alkohol – die dunkle Seite

Der Wein ist eine Medizin, wenn er aber ohne Manier getrunken wird, ist er ein Gift. Der Wein ist eine Erquickung des Herzens, wenn er aber ohnmäßig getrunken wird, ist er ein Tod der Seele.

Abraham a Santa Clara

Auch ein Ratgeber, der es sich zum Ziel gesetzt hat, über die positiven Wirkungen von Wein und seinen Inhaltsstoffen zu berichten und dabei das Vorurteil zu korrigieren, Alkoholgenuss sei im Wesentlichen schädlich, kommt nicht an der Tatsache vorbei, dass Alkohol natürlich auch Unheil anrichten kann.

Und das Unheil ist nicht gering: Nach Angabe der Deutschen Hauptstelle gegen Suchtgefahren (DHS) aus dem Jahre 2004 sind etwa fünf Prozent aller Deutschen suchtkrank, 2,5 Millionen davon sind alkoholabhängig. Allein der volkswirtschaftliche Schaden durch die Folgen des Alkoholismus wird auf 20 bis 30 Milliarden Euro jährlich geschätzt.

Soweit die Zahlen. Was dahinter an persönlichem Leid, sowohl für die Betroffenen selbst, als auch für deren Angehörige steht, kann eine Statistik nicht beschreiben. Aber der Alkoholismus ist verbreitet genug, dass fast jeder in seinem näheren oder weiteren Umfeld Beispiele dafür finden kann, wie diese Krankheit nicht nur einzelne Menschen sondern auch ganze Familien zerstört. Nach folgenden Kriterien wird Alkoholismus heute medizinisch definiert:

- Es besteht ein starker Wunsch bzw. Zwang, Alkohol zu trinken.
- Es gibt Hinweise auf eine verminderte Fähigkeit, den Alkoholkonsum zu kontrollieren.
- Der Alkoholkonsum erfolgt zur Milderung oder Vermeidung von Entzugssymptome (zum Beispiel Zittern der Hände).
- Es gibt Hinweise auf eine Toleranzbildung, das heißt es wird zunehmend mehr Alkohol benötigt, um die gewünschte Wirkung zu erzielen.
- Es ist ein eingeengtes Verhaltensmuster durch den Alkoholkonsum entstanden, andere Interessen werden zunehmend vernachlässigt.
- Der Alkoholkonsum wird fortgeführt trotz klarer Hinweise auf negative körperliche, psychische oder soziale Folgen.

Quelle: Internationale Klassifikation der Krankheiten, ICD 10

Regelmäßiger Alkoholkonsum ist nicht gleich Alkoholismus

Auch aus dieser Klassifikation geht hervor, dass eine häufig gehörte Ansicht falsch ist. Wer regelmäßig bzw. täglich Alkohol trinkt, ist kein Alkoholiker und auch nicht auf dem Weg dahin. Alkohol an sich ist keine Substanz, die – wie einige Rauschdrogen – zu einer raschen körperlichen Abhängigkeit führt und somit zwangsläufig den Weg in die Sucht vorzeichnet. Es gibt Millionen und Abermillionen von Menschen, die weltweit täglich Alkohol trinken, ohne deshalb jemals irgendwelche Suchtsymptome zu entwickeln.

Am überzeugendsten lässt sich dies anhand eines Ländervergleiches darstellen. In Italien gehört Wein mit großer Selbstverständlichkeit zum täglichen Leben. In vielen Fällen wird bereits mittags ein Glas Wein zum Essen getrunken. Pro Kopf und Jahr konsumieren die Italiener rund 25 Prozent mehr Alkohol als zum Beispiel die Amerikaner. Die Rate an Alkoholikern beträgt dagegen nur ein Siebtel von dem, was in den Vereinigten Staaten zu verzeichnen ist.

Es bleibt also dabei: Der potenzielle Missbrauch einer Substanz diskreditiert noch nicht die Substanz an sich. Die Tatsache, dass sich in Deutschland jedes Jahr zehntausende von Menschen beim Sport verletzen oder sogar dauerhaft zu Invaliden machen, heißt ja auch nicht, dass Sport an sich ungesund ist.

Wenden wir uns nun aber dennoch den schädigenden Folgen des Alkoholkonsums zu. Sie sind kalkulierbar, weil dosisabhängig. In moderaten Dosen, so haben wir überzeugend dargelegt, schützt Alkohol das Herz und die Gefäße. In hohen Konzentrationen schlägt dieser Effekt ins Gegenteil um. Es kommt zu einer direkten Schädigung des Herzmuskels (alkoholische Kardiomyopathie), eine Erkrankung mit extrem schlechter Prognose.

Wenn Alkohol auf die Nerven geht

Die Tatsache, dass übermäßiger Alkoholkonsum den diversen Funktionen des Gehirns nicht gerade förderlich ist, kann jeder bestätigen, der einmal einen Betrunkenen im Vollrausch gesehen hat. Während ein vereinzelter Rausch zumeist ohne nachhaltige Folgen vergeht, kann chronischer Alkoholmissbrauch zu permanenten Hirnschädigungen führen. Das so genannte Wernicke-Korsakov-Syndrom entwickelt sich bei etwa fünf Prozent aller fortgeschrittenen Alkoholiker. Es zeichnet sich aus durch eine deutlich verminderte Auffassungsgabe sowie durch zunehmende Gedächtnislücken, welche die Betroffenen zumeist durch äußert phantasievolle Geschichten (Konfabulation) zu beheben suchen.

Aber nicht nur das zentrale Nervensystem in Form des Gehirns nimmt Schaden. Auch das periphere Nervensystem leidet. Die so genannte alkoholische Polyneuropathie ist gekennzeichnet durch ausgeprägte Empfindungsstörungen im Bereich der Arme und Beine, ganz ähnlich wie wir dies auch bei Diabetikern in fortgeschrittenen Stadien sehen.

Die Leber ist nicht unbegrenzt belastbar

Die Leber ist wohl dasjenige Organ, von dem jedermann weiss, dass es unter Alkoholmissbrauch am meisten leidet. Als zentraler Ort des Stoffwechsels ist die Leber auch für den Abbau von Alkohol zuständig. Ein Anstieg der Leberwerte (GOT, GPT, Gamma-GT) ist ein erster Hinweis dafür, dass dem Körper mehr Alkohol zugeführt wird, als er abbauen kann. Über das Stadium der Leberverfettung kommt es dann schließlich zur Ausbildung einer Leberzirrhose. Die Leber ist allmählich nicht mehr in der Lage, den Körper zu entgiften. Die sich ausbildende bindegewebige Schrumpfung führt dazu, dass Blutgefäße, die normalerweise durch die Leber fließen, sich nun Umgehungskreisläufe suchen müssen. Häufig wählen sie dafür die Venen der Speiseröhre, die dann zu fingerdicken Krampfadern anschwellen können, den Ösophagusvarizen. Platzt eine solche Varize kann es in kurzer Zeit zu einer massiven, gelegentlich sogar tödlichen inneren Blutung kommen.

Eine weniger bekannte, aber höchst unangenehme Folge maßlosen Alkoholkonsums ist die Entzündung der Bauchspeicheldrüse (Pankreatitis). Während die Entwicklung einer Leberzirrhose zumeist schleichend und weitgehend schmerzlos verläuft, gehen die akuten Schübe einer Pankreatitis mit ausgeprägten Schmerzen einher, die häufig eine Krankenhauseinweisung erforderlich machen. Wird die Pankreatitis chronisch, kommt es auf Dauer zu Funktionsausfällen der Bauchspeicheldrüse, die von unangenehmen Fettstühlen bis zur Entwicklung einer Zuckererkrankung (Diabetes) führen können.

Ein letztes Gebiet, das in diesem Zusammenhang wichtig ist, ist das Thema »Alkohol und Krebs«. Wenn es in den nächsten Kapiteln um das Resveratrol und andere Rotwein-Polyphenole geht, so werden wir sehen, dass diese ausgeprägte Krebs hemmende Effekte haben. In diesem Kapitel, in dem es um die schädigenden Wirkungen des Alkoholmissbrauches geht, müssen wir das Thema Krebs jedoch von einer anderen Seite betrachten.

Alkohol – die dunkle Seite

Alkohol und Krebs

Alkoholmissbrauch kann zu Leberzirrhose und zu einer chronischen Pankreatitis führen. In beiden Fällen ist bekannt, dass auf Basis der jeweiligen Grunderkrankung häufig ein Krebs des entsprechenden Organs entsteht. Grund ist eine fortwährende Schädigung des Gewebes, die irgendwann durch die körpereigenen Reparaturmechanismen nicht mehr behoben werden kann. Hinzu kommen chronische Entzündungsprozesse, von denen wir inzwischen ebenfalls wissen, dass sie die Krebsentstehung fördern (siehe hierzu auch das Kapitel über Alterungstheorien).

Vorsicht bei Brustkrebs

Wichtiger als diese eher seltenen Krebsarten, die nur als Folge langjährigen Alkoholmissbrauchs auftreten, ist das erhöhte Brustkrebsrisiko bei Frauen, die Alkohol trinken. Wichtig vor allem deshalb, weil der Brustkrebs noch immer der häufigste bösartige Tumor der Frau ist und darüber hinaus die Risikoerhöhung offensichtlich bereits schon bei relativ geringem Alkoholkonsum auftritt. Metaanalysen zu diesem Thema haben gezeigt, dass es schon bei einer täglichen Menge von 35 bis 49 Gramm reinem Alkohol (also etwa einer halben Flasche Wein) zu einer Verdoppelung des Brustkrebsrisikos kommt. Ausschlaggebend ist dabei vor allem die Wechselwirkung des Alkohols mit dem Östrogenstoffwechsel. Etwas vereinfacht ausgedrückt stellt sich der Zusammenhang so dar: Wie der Alkohol so werden auch die weiblichen Geschlechtshormone über die Leber abgebaut. Ist die Leber hauptsächlich damit beschäftigt, den Alkohol zu verstoffwechseln, so können die Östrogene weniger effektiv entsorgt werden. Als Folge steigen die Östrogenspiegel im Blut an. Hohe Östrogenspiegel sind aber nachweislich ein Risikofaktor für hormonabhängige Tumore, zu denen in erster Linie der Brustkrebs zählt. Daraus ergeben sich drei Konsequenzen:

- Frauen sollten generell weniger Alkohol trinken als Männer (siehe hierzu auch das nächste Kapitel).
- Für Frauen mit einem familiär gehäuften Brustkrebsrisiko ist ein vollständiger Alkoholverzicht ratsam. Zumindest sollten sie ihren Alkoholkonsum weitgehend minimieren.
- Frauen, die Hormonersatzpräparate nehmen (z. B. nach den Wechseljahren), sollten Präparate mit einer möglichst niedrigen Dosierung wählen und darauf achten, dass zwischen der

Hormoneinnahme und dem Alkoholkonsum eine möglichst lange Zeitspanne liegt. Praktisch heißt das: die Hormonpräparate morgens einnehmen, da mit dem Alkoholkonsum ja zumeist erst abends begonnen wird.

Eine letzte Gruppe von Krebsarten, für die eine Risikoerhöhung durch Alkoholeinfluss diskutiert wird, sind die Krebse des Magen-Darm-Trakts. Hier ist es offensichtlich ein bestimmtes Abbauprodukt des Alkohols, das Acetaldehyd, das sich schädigend auf die Darmschleimhaut auswirkt. Diskutiert – wenn auch noch nicht schlüssig belegt – ist eine leicht erhöhte Darmkrebsrate bei Alkoholkonsumenten. Dies gilt jedoch nicht für alle Arten von Alkohol und anscheinend nicht für Wein. Der Mechanismus ist noch nicht vollständig geklärt, aber offensichtlich ist die Art und Weise, wie der Alkohol im Wein »verpackt« ist, dafür verantwortlich, dass die Darmbakterien daraus keine größeren Mengen des schädlichen Acetaldehyds freisetzen können.

Eine üble Mischung: Schnäpse und Zigaretten

Eine relativ seltene Krebsart, bei der jedoch zweifelsfrei ein Zusammenhang mit einem hohen Alkoholkonsum besteht, ist der Speiseröhrenkrebs (Ösophaguskarzinom). Allerdings gilt auch dieser Zusammenhang weniger für die Weintrinker als vielmehr für die Liebhaber von »harten Sachen«. Eine spezielle Kombination erweist sich dabei als absolut fatal: der Konsum von hochprozentigen Spirituosen und exzessives Rauchen. Wer täglich mehr als 60 Gramm Alkohol in Form von Spirituosen zu sich nimmt und dazu mehr als 20 Zigaretten raucht, steigert sein Risiko für ein Ösophaguskarzinom um das Neunundzwanzigfache!

Inzwischen kennen wir auch den Grund für diese enorme Risikozunahme. Bereits eingangs haben wir erwähnt, dass Alkohol ein hervorragendes Lösungsmittel ist. Das gilt natürlich für alles – für Arzneien, aber auch für Giftstoffe. Wenn nun der Mund noch voll von Rauch und Nikotin ist und anschließend ordentlich mit Schnaps gespült wird, so lösen sich in dem Alkohol alle krebserregenden Stoffe der Zigarette in Sekundenschnelle. Während sie beim alleinigen Rauchen zumeist nur in die Lunge gelangen, rinnen sie nun in Alkohol gelöst auch die empfindliche Schleimhaut der Speiseröhre hinunter – und richten dort verheerende Schäden an. Somit ist es eigentlich nicht in erster Linie der Alkohol, sondern eher das darin gelöste Nikotin, das für die Krebshäufung verantwortlich ist. Gleichwohl – in unserem Rechtssystem müssen sich nicht nur die Täter selbst, sondern auch ihre Helfer und Helfershelfer verantworten. Also: Wenn Ihnen Ihre Speiseröhre lieb ist, dann verzichten Sie auf die Kombination von Schnaps und Zigaretten.

Nachdem wir nun unserer pädagogischen Pflicht nachgekommen sind und die schlimmen Folgen übermäßigen Alkoholkonsums ausführlich beschrieben haben, wollen wir wieder zu unserem eigentlichen Thema zurückkommen: den positiven Wirkungen moderaten Alkoholkonsums. Angesichts des oben Gesagten stellt sich aber noch einmal mit allem Nachdruck die Frage: Was ist denn eigentlich moderater Alkoholkonsum?

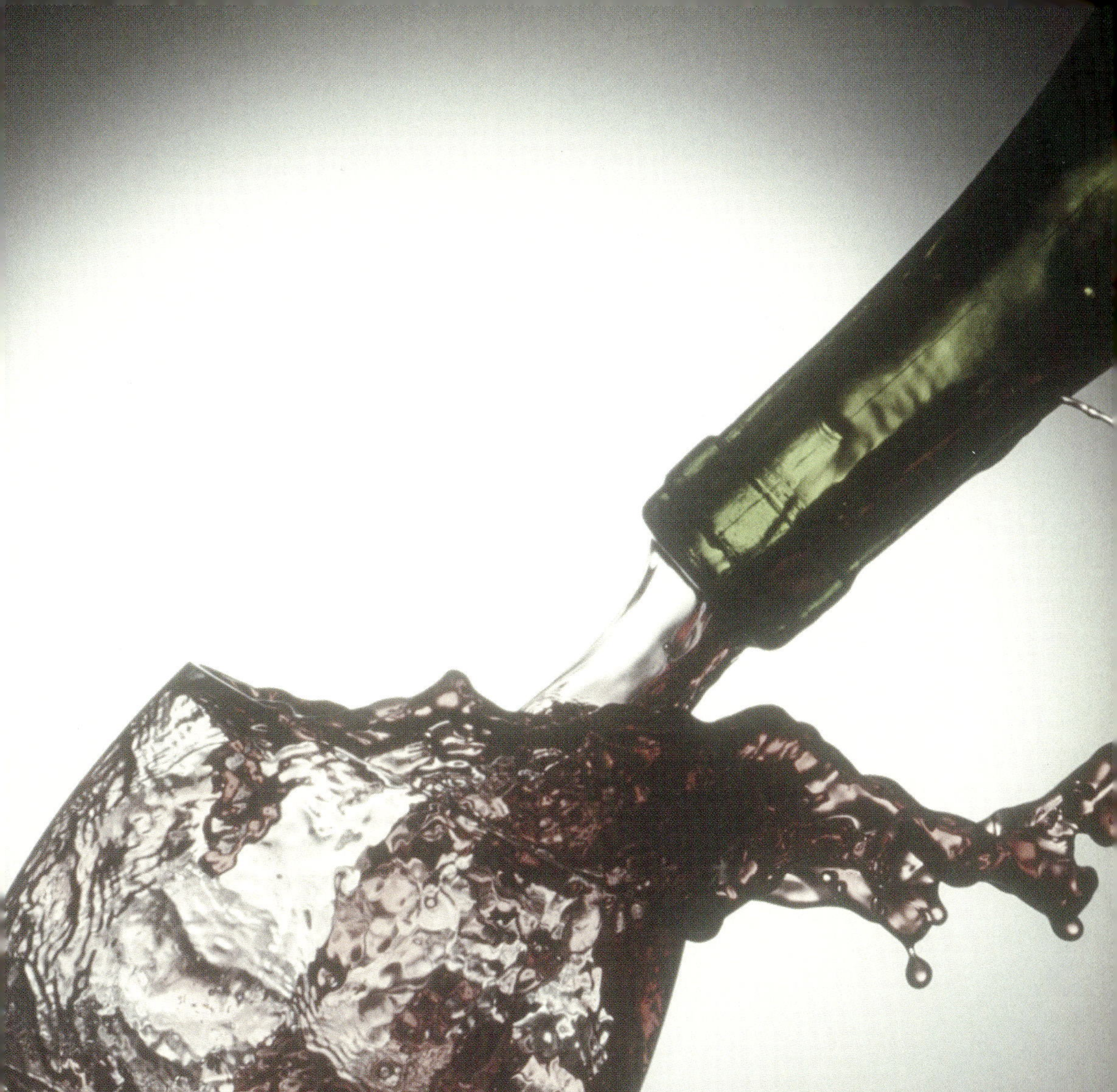

Das richtige Maß

Wer vier oder fünf Flaschen im Keller hat, hat relativ wenig.
Wer aber vier oder fünf Flaschen im Kabinett hat, hat relativ viel.

Willy Brandt

Das richtige Maß

Tendenziell gesehen sind die Ergebnisse eindeutig. Moderater Alkoholkonsum ist der Gesundheit förderlich. Übermäßiger Alkoholkonsum wirkt sich schädigend aus. Eine Medizin, die sich den exakten Naturwissenschaften verpflichtet fühlt, gibt sich aber nur ungern mit Tendenzen zufrieden. Sie möchte genaue Zahlen haben, eindeutige Grenzen ziehen, klare Empfehlungen aussprechen. Und auch der Konsument will natürlich wissen: Was ist denn nun eigentlich maßvoll? Ist es das halbe Achtel oder ist es die doppelte Maß?

Um es gleich vorweg zu nehmen: Ganz einig sind sich die Experten diesbezüglich noch immer nicht. Das liegt nicht zuletzt daran, dass vieles, was wir über die positiven Wirkungen von Alkohol wissen, aus epidemiologischen Studien stammt. Hier sind wir also auf das Erinnerungsvermögen von Menschen angewiesen. Wenn es darum geht, die Trinkgewohnheiten zu erfassen, ist dieses vielleicht nicht immer ganz exakt. Gelegentlich – auch das erwähnten wir schon – werden auch bewusst falsche Angaben gemacht.

Noch weit entfernt von der europäischen Einheit

Weitere Schwierigkeiten kommen hinzu. Europa hat sich inzwischen zwar auf ein einheitliches Währungssystem geeinigt. Die Maßeinheiten für Getränke unterscheiden sich aber immer noch. Ein Engländer, der in seinem Pub ein Bier bestellt, bekommt zumeist ein Pint, das entspricht 568,26 Millilitern. Das ist zwar mit keinem anderen europäischen Maß zu vergleichen, für Engländer ist es aber eben ein Glas Bier.

Auch innerdeutsch sind die Mengen nicht immer eindeutig definiert. Bestelle ich in Norddeutschland ein kleines Bier, bekomme ich zumeist 0,2 Liter. Bestelle ich das gleiche auf dem Münchener Oktoberfest, kriege ich von der Bedienung einen halben Liter und dazu den höhnischen Kommentar: »Kannst keine ganze saufen, du Saupreiß?« Bei Wein ist es ähnlich. In nördlichen Breiten wird in Gläser à 0,1 und 0,2 Liter unterteilt. Im Süden unterscheidet man zwischen einem Achtel und einem Viertel. Das ist zwar kein riesiger Unterschied, bei mehreren Bestellungen summiert es sich aber.

Unterschiede bestehen natürlich auch bezüglich des Alkoholgehalts der jeweiligen Getränke. Der durchschnittliche Alkoholgehalt von Bier beträgt etwa 4,5 Prozent. Dennoch gibt es Leichtbiere mit einem Alkoholgehalt deutlich unter 3 Prozent. Umgekehrt weisen Starkbiere, wie etwa Bockbier, mehr als 6 Volumenprozent Alkohol auf. Nicht viel anders ist es beim Wein. Da schwankt der Alkoholgehalt zwischen 8,5 und 14 Prozent, wobei Sonderformen wie Portwein oder schwere Süßweine gar nicht berücksichtigt sind.

Will man zu genauen Zahlen kommen, arbeitet man also am besten mit der Einheit »Gramm reiner Alkohol«. In experimentellen Studien lassen sich damit exakte Ergebnisse erzielen. Auch maßgebliche Gesundheitsbehörden geben ihre Empfehlungen am liebsten in dieser Form an. So veröffentlichte zum Beispiel das englische Gesundheitsministerium in seinen Sensible Drinking Guidelines die Empfehlung, am besten sei für Männer eine tägliche Alkoholdosis von 32 und für Frauen von 24 Gramm. Dies entspricht tatsächlich dem, was sich bei Auswertung der Metaanalysen als optimale Dosierung herausgestellt hat, wobei sich die Empfehlungen – was verständlich ist – eher an der unteren Minimaldosis orientieren. Aber Hand auf's Herz: Wissen Sie jetzt genau, wie viel Sie trinken dürfen, wenn Sie 32 Gramm reinen Alkohol zu sich nehmen wollen?

Mathematik für Fortgeschrittene

Das lässt sich doch ganz einfach ausrechnen werden Sie jetzt vielleicht sagen. Na, dann machen Sie mal. Holen Sie sich eine Weinflasche und schauen Sie auf das Etikett. Der Alkoholgehalt wird dort als Anteil am Flüssigkeitsvolumen (Vol. %) angegeben. Im Mittel sind es etwa 12 Vol. %. Wissen Sie jetzt, wie viel Gramm reiner Alkohol in der Flasche ist? Ich habe da meine Zweifel. Es sei denn, Sie gehören zu der kleinen Minderheit von Menschen, denen bekannt ist, dass ein Milliliter Alkohol genau 0,8 Gramm wiegt. Nun erst lässt sich tatsächlich errechnen, dass die 750 Milliliter Wein in der Flasche 60 Gramm reinen Alkohol enthalten.

Machen wir es nicht ganz so mathematisch genau (bei den unterschiedlichen Alkoholkonzentrationen handelt es sich sowieso um eine Pseudogenauigkeit) und runden ein wenig auf, so können sich Weintrinker an eine praktikable Faustregel halten. Ein Liter Wein enthält knapp hundert Gramm reinen Alkohol. Die übliche Flasche von 0,7 Litern entspricht damit 70 Gramm. Eine halbe Flasche enthält somit die in den Sensible Drinking Guidelines empfohlene Tagesdosis für Männer.

Wenn es um andere Alkoholika geht, wird die Rechnerei schwieriger. Aber genauso, wie es unsinnig ist, bei einem Essen ständig die Kalorien zusammenzuzählen, so wenig sinnvoll ist es auch, bei jedem Glas ständig die Menge an reinem Alkohol zu errechnen.

Das richtige Maß

Eine sehr gute, weil äußerst praktische Lösung ist daher eine Maßeinheit, die von der US-Gesundheitsbehörde eingeführt wurde. Internatonal setzt sich diese Einheit immer mehr durch. Sie lautet schlicht und einfach: ein Drink. Ein Drink ist definiert als die Menge eines alkoholischen Getränkes, das 12 bis 14 Gramm reinen Alkohols enthält. Das entspricht etwa einem Achtel Wein, 0,3 Liter Bier oder einem Schnaps von 0,2 cl.

Und die Empfehlung der US-Behörde bezüglich der optionalen Tagesdosis lautet: Zwei bis drei Drinks täglich für Männer, ein bis höchstens zwei Drinks täglich für Frauen. Das sind Empfehlungen, mit denen man arbeiten oder – besser gesagt – leben kann.

Frauen und Alkohol

Moderater Weinkonsum hat für Frauen positive gesundheitliche Folgen. Die empfohlenen Tagesdosen liegen allerdings deutlich unter dem, was Männer konsumieren dürfen. Wie kann das sein, in einem Zeitalter der zunehmenden Gleichstellung von Mann und Frau?

Mehrere Faktoren kommen da zusammen. Der erste ist ziemlich simpel. Frauen sind zumeist kleiner als Männer und wiegen auch entsprechend weniger. Die gleiche Menge an aufgenommenem Alkohol führt also zu höheren Wirkspiegeln im Blut. Soweit ist die Sache noch relativ einfach. Der zweite Faktor ist etwas komplexer. Er hat etwas zu tun mit der unterschiedlichen biochemischen Grundausstattung der Geschlechter. Alkohol wird vor allem über ein Enzym namens Alkoholdehydrogenase (ADH) abgebaut. Von diesem Enzym besitzen Frauen durchschnittlich weniger als Männer. Gleichzeitig ist dies auch der Hauptgrund dafür, dass Frauen im Allgemeinen einfach weniger »vertragen« als Männer.

INFO

Eine geringe Konzentration von ADH findet sich übrigens auch bei relativ vielen asiatischen Männern. Dies erklärt, warum Japaner abends an der Hotelbar häufig schon nach recht kurzer Zeit in einen ziemlich angeheiterten Zustand geraten.

Den dritten Grund, warum Frauen weniger Alkohol konsumieren sollten als Männer, haben wir bereits im vorangegangenen Kapitel beschrieben. Das Risiko für die Entwicklung eines Brustkrebses steigt durch Alkohol leicht an.

Wäre es angesichts dieser Tatsache nicht am vernünftigsten, wenn Frauen ganz auf Alkohol verzichten würden? Um eine solch schwierige Frage zu beantworten, ist es immer gut, wenn man sich auf möglichst solide Zahlen stützen kann. Die größte und wichtigste Studie zum Thema Frau und Gesundheit ist die bereits erwähnte Nurses Health Study. In dieser amerikanischen Studie werden mehr als 120 000 Krankenschwestern seit mehr als 20 Jahren auf unterschiedlichste Gesundheitsfaktoren untersucht. Auch die Frage, welche Auswirkungen der Alkoholkonsum auf die Gesundheit hat, wurde unter die Lupe genommen, mit folgendem Ergebnis: Bei einem Konsum von bis zu 29,9 Gramm reinem Alkohol pro Tag (also etwa 0,3 Liter Wein) findet sich ein Rückgang der Gesamtsterblichkeit gegenüber den Abstinenzlern um 11 Prozent. Erst ab einer Tagesdosis von mehr als 30 Gramm Alkohol steigt die Sterblichkeit wieder an. Somit gilt also auch für Frauen: Maßhalten ist das Schlüsselwort. Moderater Alkoholkonsum gehört jedoch auch hier zu einer gesunden Lebensführung. Wer sich also statt der obligaten Apfelsaftschorle immer mal wieder ein gutes Glas Wein gönnt, hat nicht nur mehr vom Leben sondern lebt auch länger.

INFO

Sensible Drinking Guidelines – altgriechisch

Es bestätigt sich immer wieder: Fast alles, was wir heute wissen, haben die alten Griechen in der einen oder anderen Form schon zu Papier gebracht. Zum Thema »das richtige Maß« schreibt etwa 375 v. Chr. Eubulos von Athen:

Drei Schalen mischte ich für die Mäßigen,

- eine für die Gesundheit,
- die zweite für die Liebe und die Freude,
- die dritte für den Schlaf.
- Die vierte Schale ist nicht für uns, sondern für die Hitzigkeit,
- die fünfte für Ungestüm,
- die sechste für trunkenes Lärmen,
- die siebte für ein blaues Auge,
- die achte für die Polizei,
- die neunte für üble Galle,
- die zehnte für Toben und Zerschlagen der Möbel.

Das waren sozusagen die Sensible Drinking Guidelines der Antike. Sie unterscheiden sich kaum von dem, was internationale Gesundheitsbehörden heute dazu veröffentlichen. Es ist nur viel schöner geschrieben.

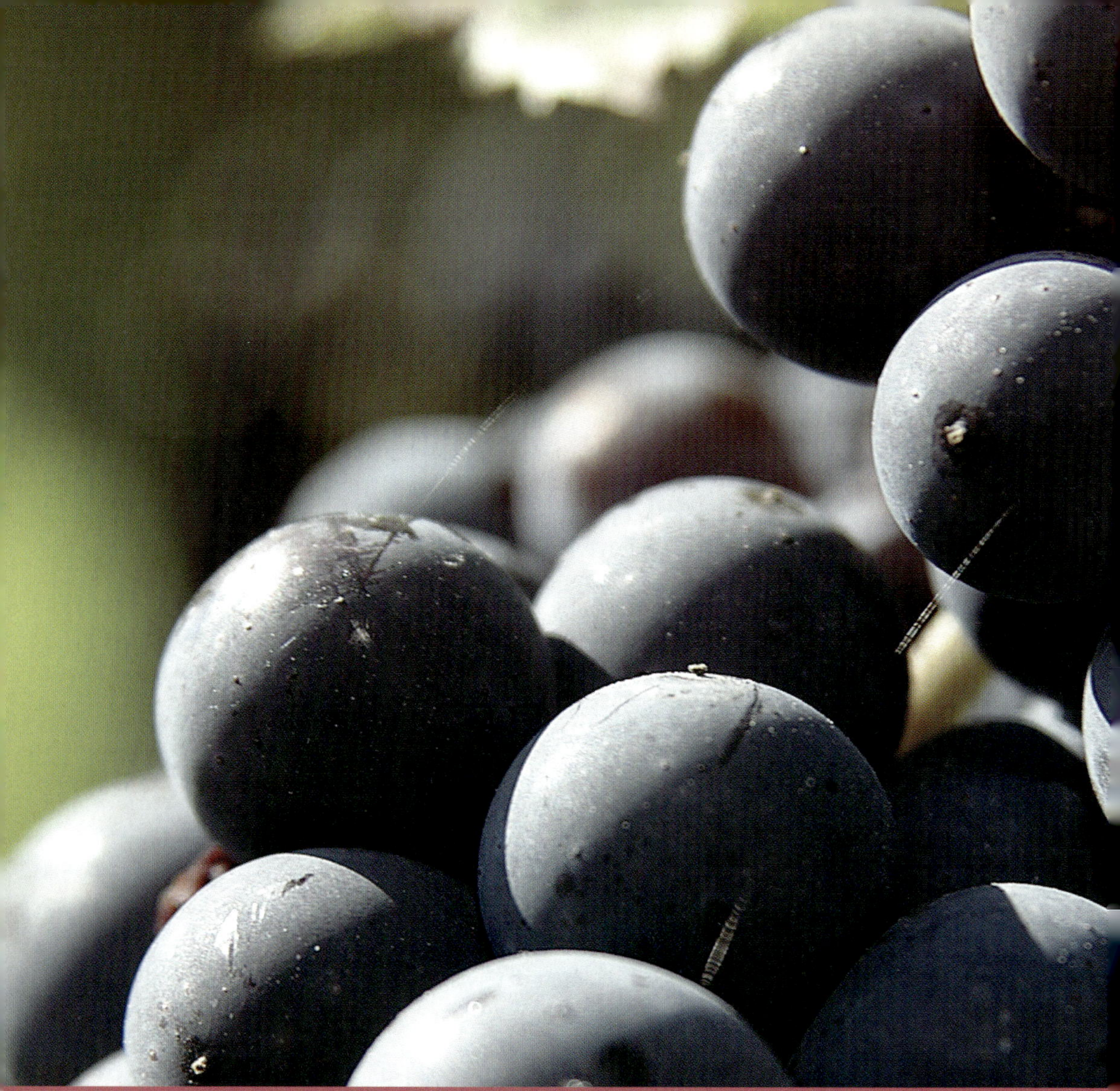

Resveratrol – ein sekundärer Pflanzenstoff der besonderen Art

Rotwein ist für alte Knaben eine von den besten Gaben.

Wilhelm Busch

In den vorangegangen Kapiteln haben wir uns intensiv mit den positiven Wirkungen auseinandergesetzt, die ein moderater Alkoholkonsum auf die Gesundheit hat.

Auch wenn nicht alle Studien übereinstimmende Ergebnisse erbracht haben, so zeichnet sich bei einer zusammenfassenden Betrachtung dennoch ein klarer Trend ab. Dieser lässt sich in drei Sätzen formulieren.

- Moderater Alkoholkonsum wirkt sich generell positiv auf die Gesundheit aus.
- Wein hat günstigere Effekte als andere alkoholische Getränke.
- Rotwein ist besser als Weißwein.

Wenn wir über die gesundheitsfördernden Wirkungen des Rotweins reden, so sind diese also zum Teil einfach dadurch bedingt, dass Rotwein Alkohol enthält. Die Tatsache, dass Rotwein im Hinblick auf die Gesundheit aber deutlich besser abschneidet als andere Alkoholika, deutet darauf hin, dass es im Rotwein offensichtlich spezielle Substanzen gibt, die zusätzliche gesundheitsfördernde Wirkungen entfalten.

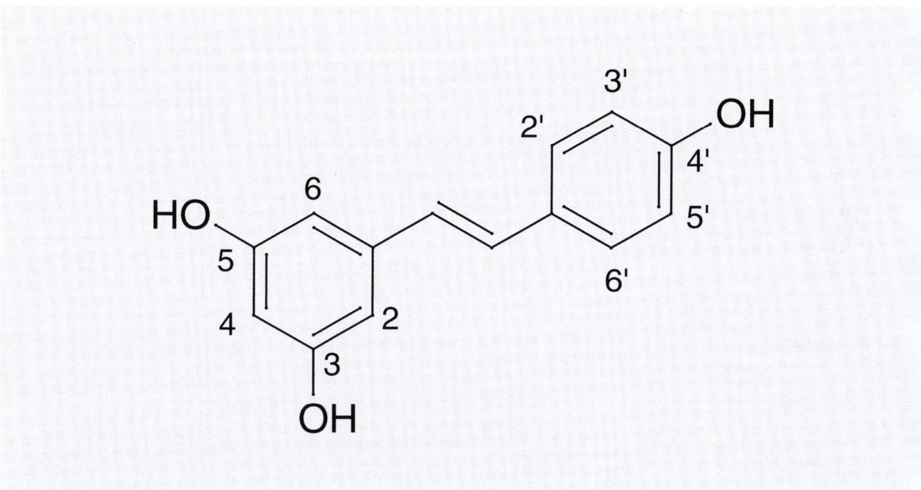

Abb. 2: Resveratrol: 3,5,4'-trihydroxy-trans-stilbene

Resveratrol

Diese Substanzen sind inzwischen entdeckt und beschrieben. Es handelt sich um die so genannten Rotwein-Polyphenole. Ihr bekanntester Vertreter ist das Resveratrol. Abb. 2 zeigt die chemische Struktur des Resveratrols. Wir sehen zwei miteinander verbundene, ringförmige Strukturen, die als aromatische Ringe bezeichnet werden. Angeheftet an diese aromatischen Ringe finden sich so genannte Hydroxylgruppen (-OH). Die Verbindung aus einem derartigen aromatischen Ring mit einer Hydroxylgruppe nennt man Phenol. Sind zwei oder mehrere solcher Phenolringe miteinander verbunden, spricht man von einem Polyphenol.

Auch Pflanzen haben ein Immunsystem

Polyphenole sind in der Natur weit verbreitet. Sie zeichnen sich vor allem dadurch aus, dass sie eine hohe antioxidative Kapazität besitzen. Anders ausgedrückt: Sie haben die Fähigkeit, freie Radikale sehr effektiv abzufangen. Von Pflanzen werden solche Polyphenole zumeist als Teil ihres körpereigenen Abwehrsystems gebildet. Genau wie der Mensch, so verfügt auch die Pflanze über Mechanismen, sich gegen Krankheitserreger oder schädigende Einflüsse zu schützen. Die Weintraube tut das hauptsächlich, indem sie Resveratrol bildet. Resveratrol fängt freie Radikale ab, die zum Beispiel durch UV-Einstrahlung (Sonnenlicht) oder durch die Ozonwirkung entstehen. Es schützt die Weintraube aber auch gegen Bakterien und Pilzbefall. Resveratrol ist also eine Art pflanzeneigenes Antibiotikum. Solche Substanzen werden auch als Phytoalexine bezeichnet, von phyto = Pflanze und alexin = Schutz.

Unter den vielfältigen Phytoalexinen ist Resveratrol eine eher selten vorkommende Substanz. Die meisten Nutzpflanzen wie Kartoffeln, Reis, Weizen oder Mais enthalten kein Resveratrol. Neben der Weintraube finden wir nennenswerte Mengen nur noch in Erdnüssen und einigen seltenen Waldbeeren. Auch die Lilie, eine nicht essbare Pflanze, produziert Resveratrol.

Die mit Abstand höchsten Konzentrationen weist ganz eindeutig die Weintraube auf. Hier sind es allerdings weniger das Fruchtfleisch und der Traubensaft als vielmehr die Stiele, Kerne und vor allem die Schale, in denen sich das Resveratrol findet. Dies erklärt, warum Rotwein im Schnitt zehnmal höhere Konzentrationen an Resveratrol aufweist als Weißwein. Bei der Herstellung von Rotwein bleibt der Wein viel länger in Kontakt mit den Traubenschalen, so dass das Resveratrol besser in den Wein einziehen kann. Gleichzeitig ist aber auch der Fermentationsprozess als solcher von großer Bedeutung für den Resveratrolgehalt. Das ist der Grund, warum im reinen Traubensaft im Vergleich zu Rotwein ebenfalls nur geringe Mengen an Resveratrol enthalten sind.

INFO

Wie wird der Rotwein rot?

Noch immer ist die Ansicht weit verbreitet, dass für die Farbe des Weines die Weintrauben selbst verantwortlich sind. Aus weißen Trauben entstehe Weißwein, aus roten Trauben Rotwein. Ganz so simpel ist es jedoch nicht. Das Fruchtfleisch sowohl der weißen als auch der roten Traube ist nämlich gleichermaßen farblos. Presst man die Traube also lediglich aus und lässt den Saft vergären, so entsteht in beiden Fällen ein farblich kaum zu unterscheidender, heller Wein. Aus weißen Weintrauben lässt sich somit zwar kein Rotwein machen, wohl aber aus roten Trauben ein Weißwein. Was auch geschieht. Ein Weißherbst ist ein Wein aus dem hell gekelterten Most von roten Trauben.

Damit aus roten Trauben auch roter Wein wird, ist also noch etwas anderes erforderlich. Der erste Schritt der Weinherstellung besteht darin, dass die Weintrauben zerdrückt werden. Dabei entsteht auf der einen Seite Traubensaft (der Most), auf der anderen Seite eine Mischung aus festen Traubenbestandteilen wie Schalen und Kernen (der Trester). Beides zusammen nennt man Maische. Wird der Most schnell vom Trester getrennt, so entsteht ein heller Wein oder ein Rosé. Soll der Wein jedoch die rote Farbe der Traubenschalen annehmen, so ist es notwendig, Trester und Most möglichst lange und intensiv zusammenzubringen. Das ist gar nicht so einfach, weil die Traubenschalen die Tendenz haben, zusammen mit alkoholischen Gärgasen als so genannter Tresterhut nach oben zu steigen. In früheren Zeiten musste dann mit einem hölzernen Tauchstempel der Tresterhut alle paar Stunden wieder hinuntergedrückt werden. In der modernen Weinherstellung macht man sich hierzu zumeist die Technik des Remontagetankes zunutze. In solchen Tanks läuft der Most von Zeit zu Zeit in ein anderes Gefäß ab, die Traubenschalen im Inneren sinken auf den Boden. Danach wird der Most von oben wieder hinzu gegeben. So werden das Resveratrol und andere wichtige Polyphenole allmählich aus den Schalen gelöst und gehen in den Wein über. Der ganze Prozess dauert ein bis vier Wochen.

Welcher Wein hat am meisten Resveratrol?

Doch auch bei den Rotweinen selbst ist die Konzentration an Resveratrol durchaus unterschiedlich. Im Durchschnitt enthält ein Liter Rotwein etwa 5 bis 6 Milligramm Resveratrol. Es gibt jedoch auch Rotweine, die 15 Milligramm und mehr enthalten. Andere wiederum weisen weniger als 1 Milligramm pro Liter auf. Wie erklären sich diese enormen Schwankungen?

Zum einen natürlich durch die verschiedenen Rebsorten sowie durch die unterschiedliche Verarbeitung des Weines. Pinot Noir gilt gemeinhin als die Rebe mit dem höchsten Resveratrolgehalt, aber auch Cabernet Sauvignon und Merlot enthalten viel von dem roten Schutzstoff. Mehr noch als die Rebsorte ist es allerdings die Umgebung, in der die Traube heranreift, welche den entscheidenden Einfluss auf die Resveratrolkonzentration hat.

Wir haben gesehen, dass Resveratrol im Wesentlichen eine Substanz ist, die die Weintraube bildet, um sich gegen schädigende Einflüsse zu schützen. Eine ganz wesentliche Aufgabe des Resveratrols ist die Abwehr von Pilzen. Daher finden sich die höchsten Resveratrolkonzentrationen in Trauben, deren Abwehrsystem durch ihre Umgebung zu besonders hohen Leistungen herausgefordert wird. Dies ist zum Beispiel der Fall, wenn sich eine Traube in einem wechselnden Klima behaupten muss, in dem es auch einmal kalt oder feucht wird. Feuchtigkeit begünstigt Pilzinfektionen, so dass die Weintraube hier besonders effektive Abwehrmechanismen

INFO

Ein jahrtausendealtes Heilmittel

Resveratrol gilt gemeinhin als der rote Farbstoff der Weintraube und des Rotweins. Erstmals identifiziert wurde es 1940; weltweit bekannt wurde es Ende der achtziger Jahre durch das französische Paradoxon. Gesundheitlich genutzt wird es aber schon seit Jahrtausenden – und zwar in Asien. In der traditionellen japanischen Medizin gibt es ein weit verbreitetes Heilmittel namens Ko-jo-kon, das aus den Wurzeln des japanischen Knöterichs (Polygonum cuspidatum) gewonnen wird. Es dient hauptsächlich zur Behandlung von Entzündungen und Herzerkrankungen. In der indischen Ayurveda-Medizin wird zu dem gleichen Zweck bereits seit 2500 v. Chr. ein Phytopräparat verschrieben, das sich Darakchasava nennt. Biochemiker haben inzwischen beide Präparate auf ihren hauptsächlichen Wirkstoff untersucht: Es ist das Resveratrol. Unsere neu entdeckte Rotwein-Medizin ist also in Wirklichkeit ein uraltes asiatisches Heilmittel.

entwickeln muss. Derartige klimatische Verhältnisse finden sich zum Beispiel im französischen Burgund. Aber auch in Chile gedeiht ein resveratrolreicher Rotwein. Tagsüber gibt es in dem südamerikanischen Land eine intensive Sonnenbestrahlung. Gleichzeitig fließt an Chiles Küste aber auch der Humboldt-Strom vorbei, der nachts Kälte und Feuchtigkeit mit sich bringt. Chiles Weinindustrie hat diesen speziellen Umstand natürlich längst erkannt und bewirbt ihre Rotweine gezielt mit Hinweisen auf deren besonders hohen Resveratrolgehalt. Umgekehrt weisen Rotweine, die die ganze Zeit über in einem relativ gleichmäßig warmen und trockenen Klima heranreifen, entsprechend geringere Resveratrolkonzentrationen auf. Dieses gilt etwa für die australischen oder kalifornischen Weine, und zwar unabhängig von der Rebsorte.

INFO

Das Terroir

Zu den viel gemurmelten Zauberworten der manchmal etwas mysteriösen Weinsprache gehört der Begriff Terroir, der all jene unterschiedlichen Faktoren zusammenfasst, die ein Weinanbaugebiet charakterisieren und dem Wein seine individuelle Note verleihen. Hierzu zählen in erster Linie der Boden, aber auch die Hanglage und die klimatischen Gegebenheiten. Und nicht zuletzt spielt natürlich auch die Art und Weise eine Rolle, wie der Winzer seinen Standort bewirtschaftet.

Ein langweiliges Terroir (zum Beispiel eines, in dem immerzu die Sonne scheint) ergibt zumeist auch einen langweiligen und eindimensionalen Wein. Der Resveratrolgehalt eines derartig gereiften Rotweins bleibt zumeist gering, weil die Traube sich kaum mit ihrer Umwelt auseinandersetzen muss. Ein anspruchsvolleres Terroir verlangt dem Weinstock hingegen wesentlich mehr ab. Er muss ein effizientes Abwehrsystem aufbauen und ist gezwungen, hohe Konzentrationen an Phytoalexinen zu produzieren. Sehr zur Freude der Weinliebhaber sind Weine aus einem solchen Terroir aber auch geschmacklich zumeist wesentlich komplexer und ausdrucksvoller. Gesundheit und Genuss – auch auf diesem Gebiet gehen sie Hand in Hand.

Exkurs: Einige wichtige Rebsorten roter Weine

Autor: Martin H. Geiger, 4wine.de

Spätburgunder

Die korrekte Bezeichnung dieser Rebsorte lautet Blauer Spätburgunder. In der französischsprachigen Welt nennt sich die Rebsorte Pinot Noir, das italienische Synonym lautet Pinot Nero. Der Spätburgunder ist eine der ältesten bekannten Kulturrebsorten. In Deutschland kann der Anbau bis ins 9. Jh. dokumentiert werden, im französischen Burgund gar bis ins 4. Jh.

Seine genaue Herkunft ist unklar – es ist also möglich, dass die Rebsorte aus einer gezielten Selektion damaliger Wildreben stammt. Es kann aber auch nicht ausgeschlossen werden, dass der Spätburgunder durch gezielte Zuchtmaßnahmen aus bereits bekannten Rebsorten entstand. Der Spätburgunder erbringt vor allem in den gemäßigten Klimazonen hervorragende Weine – vorausgesetzt er steht auf guten Lagen.

Ein wichtiges Merkmal der Sorte ist bereits im Namen enthalten: der Spätburgunder reift sehr spät. Auch aus diesem Umstand ergeben sich besondere Anforderungen an Lage und Boden. Die Trauben des Spätburgunders sind sehr dicht gepackt, weshalb die Gefahr besteht, dass die dünnschaligen Beeren aufplatzen. Der Anbau dieser Sorte stellt daher hohe Ansprüche an den Winzer.

Cabernet Sauvignon

Auch diese Rebsorte zählt zu den Stars der Weinwelt. Gemeinsam mit der Sorten Merlot und Cabernet Franc bildet der Cabernet Sauvignon das so genannte »Bordeaux Blend«, also die Verschnittkombination, die die Weine aus Bordeaux weltberühmt gemacht hat. Der Cabernet Sauvignon hat in dieser Kombination zumeist den größten Anteil und verleiht den Weinen Kraft und Struktur.

Die Herkunft der Rebsorte ist nicht abschließend geklärt. Als gesichert gilt die Annahme, dass sie sich in Frankreich entwickelt hat. Der Cabernet Sauvignon hat recht dickschalige Beeren, was den Weinen viel Tannin und Extrakt verleiht. Allerdings führt dies auch dazu, dass Cabernet-Sauvignon-Weine in ihrer Jugend oft als hart, gerbstoffreich und unzugänglich beschrieben werden. Im Laufe der Lagerung und Reifung können sich daraus jedoch wunderbare Weine entwickeln. Johannisbeeren, Zedernholz und Leder sind dann die aromatischen Komponenten, die die Weine zu einem wahren Genuss werden lassen.

Der Cabernet Sauvignon benötigt ein warmes Klima und kann auch längere Trockenperioden gut überstehen. Sehr empfindlich reagiert die Rebsorte allerdings auf Frost.

Der Cabernet Sauvignon hat einen wahren Siegeszug durch die gesamte Weinwelt angetreten. Auch und gerade in der so genannten Neuen Welt (darunter versteht man alle Weinbauländer außerhalb Europas) ist der er eine der am häufigsten anzutreffenden Rebsorten.

Merlot

Auch diese Rebsorte verdanken wir der Weinbautradition Frankreichs. Seit dem 18. Jh. ist der Anbau im Gebiet Bordeaux dokumentiert. Der Name Merlot soll sich der Überlieferung nach von dem Wort Merle (Amsel) herleiten, da diese Vögel wohl eine besondere Vorliebe für die Früchte dieser Rebsorte haben. Der Merlot benötigt frostgeschützte Lagen, eine stets ausreichende Wasserversorgung und eher wärmeres Klima.

Eine besondere Rolle spielt die Rebsorte im Bordeaux: Zum einen ist der Merlot ein Bestandteil des »Bordeaux Blend«, zum anderen wird einer der berühmtesten und besten Weine der Welt reinsortig aus Merlot erzeugt: Petrus. Dieser legendäre Wein hat viel dazu beigetragen, dass der Merlot heute als eine der edelsten Rebsorten geschätzt wird. Er wird auch in der Neuen Welt häufig angebaut. Die Weine sind samtig, weich, ohne aggressive Tannine und haben zumeist eine dezente Frucht.

Syrah

Ein häufig anzutreffendes Synonym für den Syrah ist die Bezeichnung Shiraz. Zur Herkunft des Namens liest man oft zwei verschiedene Theorien: Der Name weise auf die Herkunft aus der Gegend um die persische Stadt Shiraz hin. Von dort aus sei die Rebe in die Nähe von Lyon, nach Hermitage, gelangt. Die zweite Theorie besagt, dass sich der Name auf die Stadt Siracusa in Sizilien bezieht. Eine endgültige Klärung dieser Frage steht noch aus. Fest steht aber, dass die Rebsorte in allen warmen Anbaugebieten der Welt hervorragende Weine erbringen kann. Einer der berühmtesten Weine Australiens ist ein reinsortiger Shiraz: der Penfolds Grange Hermitage.

Grenache

Nach Anbaufläche gerechnet eine der weltweit am häufigsten kultivierten Rebsorten. Alleine in Spanien werden etwa 110 000 Hektar Rebfläche mit Grenache-Reben bewirtschaftet. Die spanische Bezeichnung lautet Garnacha (katalanisch Garnatxa). Aber auch in Südfrankreich ist diese Rebsorte häufig anzutreffen. Sie ist beispielsweise ein

Verschnittpartner bei den Weinen aus Châteauneuf du Pape.

Als Herkunftsgebiet wird im Allgemeinen das Weinbaugebiet Aragón in Spanien genannt. Allerdings wenden hier Winzer aus Sardinien ein, dass die Rebe von den Spaniern aus Sardinien eingeführt wurde, als Sardinien spanisch besetzt war.

Die Sorte liefert sehr unterschiedliche Qualitäten. Insbesondere auf zu hohe Hektarerträge reagiert die Grenache mit Qualitätsmängeln. Bei sorgsamer und vorsichtiger Bewirtschaftung geeigneter Lagen können jedoch sehr elegante, fruchtige Weine entstehen.

Tempranillo

In Spanien neben der Grenache eine der wichtigsten Rebsorten. Sie wird vor allem in der Rioja angebaut, die oft auch als Herkunftsgebiet genannt wird. Es handelt sich also offensichtlich um eine autochtone Sorte, also eine Rebsorte, deren Anbau vorwiegend im Entstehungsgebiet liegt.

Die Tempanillo-Beeren haben recht dicke Schalen, liefern also viel Tannin und Extrakt für den Wein. Das Aroma ist häufig von einer Himbeernote geprägt, die Weine haben meist recht niedrige Säurewerte.

Sangiovese

Die vielleicht wichtigste Rebsorte Italiens. Alle Chianti-Weine basieren auf dieser Rebsorte. Ihre genaue Herkunft ist unklar. Zumeist wird angenommen, dass die Sangiovese aus der Toskana stammt und auf eine dort heimisch gewesene Wildrebe zurückzuführen ist.

Die Sangiovese bringt ihre besten Ergebnisse auf kalkhaltigen Böden und bei niedrigen Erträgen. Ein verhaltener Veilchenduft gilt als sortentypisch. Auch als Verschnittpartner (zum Beispiel mit Cabernet Sauvignon) kann diese Rebe sehr gute Weine hervorbringen.

Nebbiolo

Nebbiolo ist die wichtigste Rebsorte in den italienischen Anbaugebieten Piemont und Val d'Aosta. Die berühmten italienischen Weine Barolo und Barbaresco werden reinsortig aus Nebbiolo-Beeren gekeltert. Der Name leitet sich vom italienischen nebbia (Nebel) ab und weist darauf hin, dass die Lese dieser Rebsorte meist sehr spät stattfindet, wenn bereits die Herbstnebel in den Weinbergen stehen.

Die Nebbiolo-Weine sind meist alkoholstark, von intensivem Aroma, granatrot und erinnern in Duft und Geschmack an Rosen. Sie haben oft ein sehr gutes Alterungspotenzial und gewinnen durch die Reifung auf der Flasche an Komplexität und Finesse.

Dornfelder

Diese Züchtung ist relativ neu auf dem Markt. In den fünfziger Jahren des 20. Jahrhunderts kreuzte August Herold den Dornfelder aus den Rebsorten Helfensteiner und Heroldrebe. Anfangs lieferte die neue Rebsorte als Verschnittpartner Farbe und Gerbstoffe für verschiedene Mischungen. Seit einigen Jahren wird mit zunehmendem Erfolg auch der reinsortige Ausbau betrieben. Die Weine sind meist von dunkler Farbe, fruchtig und geschmacksintensiv. Man findet den Dornfelder mittlerweile in fast allen deutschen Weinbaugebieten.

Zweigelt

Auch Österreich hat eine relativ neue Rotweinrebe, den blauen Zweigelt. Auf ca. 5000 Hektar wird diese Rebe dort kultiviert. Ihr Züchter Fritz Zweigelt entwickelte sie 1922 in Klosterneuburg aus den Sorten Blaufränkisch und St.-Laurent. Der Zweigelt ist frostverträglich und in Bezug auf Lage und Böden wenig anspruchsvoll. Bei niedrigen Erträgen können ganz vorzügliche fruchtige, manchmal recht alkoholstarke Weine entstehen.

Barrique – ein Fass erobert die Welt

Sehr oft liest oder hört man über einen Wein, dass er »im Barrique ausgebaut« worden sei. Doch was bedeutet das eigentlich? Ein Barrique ist ein kleines Holzfass mit einem Fassungsvermögen von 225 Litern. Unter dem Begriff des Ausbaus versteht man in diesem Zusammenhang den Prozess der Fassreifung nach Abschluss der Gärung. Also den Zeitabschnitt, wenn der bereits durchgegorene Rotwein vom Trester getrennt wurde und zur Reifung in Fässern oder Tanks bis zur Flaschenabfüllung gelagert wird.

Dieser Ausbau der Weine in Holzfässern hat in allen europäischen Anbaugebieten eine jahrhundertealte Tradition. Allerdings waren (und sind) diese Fässer meist sehr viel größer – oftmals bewegt sich die Standardgröße bei rund 1000 Litern. Im französischen Anbaugebiet Bordeaux war dieses Standardmaß ein Tonneau, ein Holzfass mit einem Fassungsvermögen von 900 Litern. Die Barriques, heute auch kleine Fässer genannt, haben ein Fassungsvermögen von einem Viertel Tonneau. Der ursprüngliche Vorteil dieser Größe besteht in ganz handfesten Dingen: Ein leeres Barrique kann von einem Arbeiter gehoben werden, ein gefülltes Barrique kann von einem Arbeiter bewegt (gerollt) werden. Zudem sind diese kleineren Fässer leichter zu verladen. Neben diesen praktischen Vorzügen bemerkte man, dass Weine, die in Barriques ausgebaut wurden, sich geschmacklich verändern. Heute weiß man, woran das liegt.

Jedes Holzfass, das mit Wein befüllt werden soll, muss vor der ersten Befüllung innen ausgebrannt werden, so auch ein Barrique. Auch das ist seit Jahrhunderten bekannt. Bei den Barriques ist nun das Verhältnis der Fassinnenfläche zum Fassinhalt anders als zum Beispiel bei einem 1000-Liter Fass. Im Laufe der Lagerung des Weines im Fass gehen Geschmacksstoffe vom Holz des Fasses in den Wen über. Sehr häufig sind dies Aromen, die an Vanille, Speck, Leder oder Rauch erinnern. Diese geschmacklichen Komponenten können einen Wein verbessern, sofern sie den Geschmack des Weines nicht überlagern, sondern stützen. Man kann also durch den Ausbau in Barriques einen guten Wein noch besser machen. Eines aber steht ebenfalls fest: Ein schlechter Wein wird auch durch den Ausbau in Barriques nicht zu einem guten Wein.

Heute ist die Verwendung von Barriques keine französische oder gar bordelaiser Eigenart mehr. Ganz im Gegenteil: Winzer auf der ganzen Welt verwenden Barriques für ihre besten Weine. Das kleine Fass hat also vom Südwesten Frankreichs aus die ganz Welt erobert und ist heute in Australien wie in Kalifornien ebenso selbstverständlich anzutreffen wie in Italien oder Deutschland.

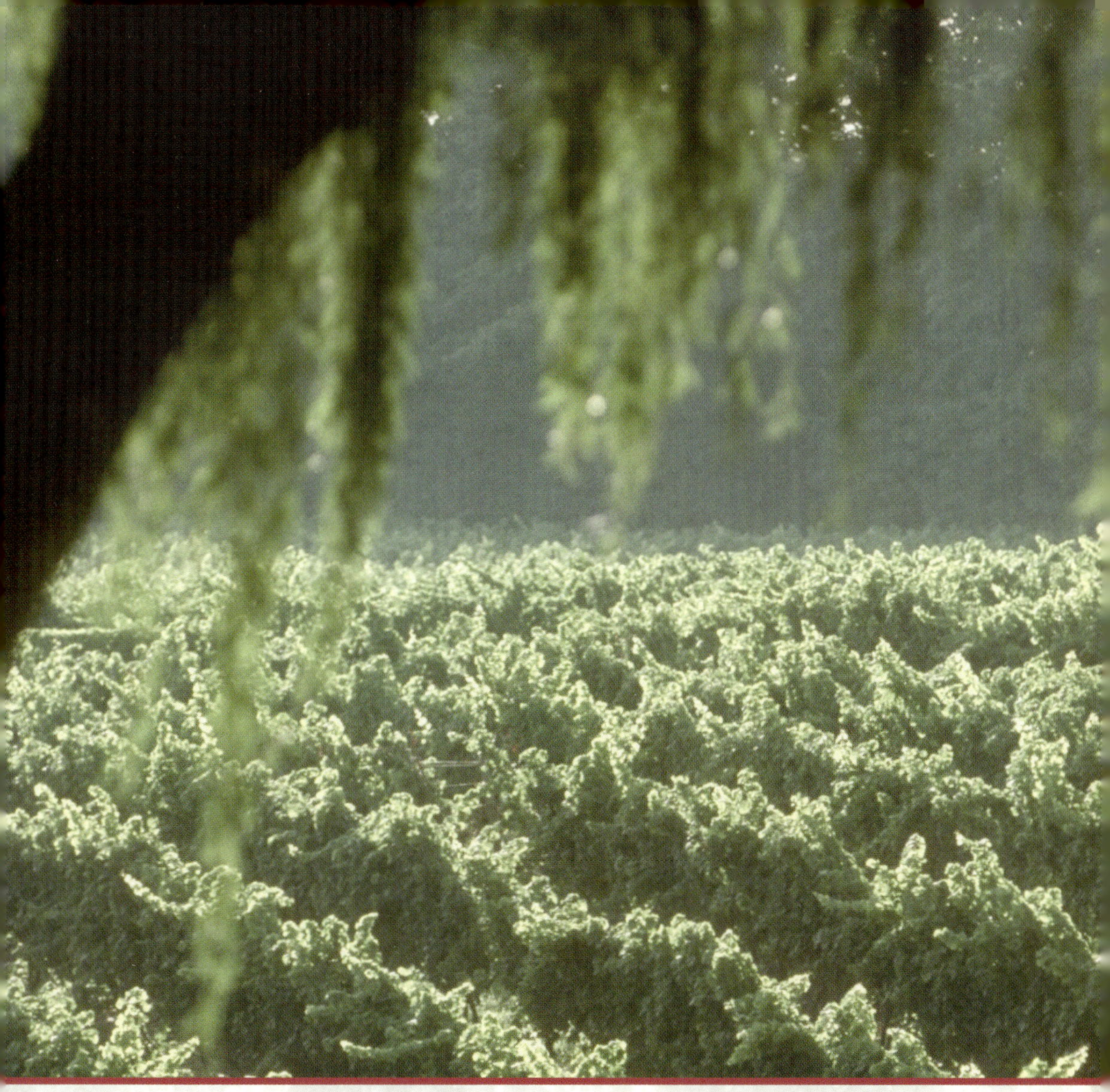

Die biologischen Wirkungen von Resveratrol

Um die Dinge ganz zu kennen, muss man um ihre Einzelheiten wissen.

François de la Rochefoucauld

Biologische Wirkungen

Seit einigen Jahren zeichnet sich in der Medizin ein neuer Trend ab. Dieser Trend geht in Richtung Molekularbiologie. Immer mehr wird versucht, jene Vorgänge, die sich in unserem Körper im gesunden und kranken Zustand abspielen, auf ihrer molekularen Ebene zu begreifen. Damit wird konsequent ein Weg weiter beschritten, den die naturwissenschaftlich orientierte Medizin seit Jahrhunderten erfolgreich gegangen ist.

Auch wenn der Begriff ganzheitliche Medizin bei uns einen sehr positiven Klang hat, so bleibt doch festzuhalten: Ihren großen Siegeszug hat die Medizin angetreten, als sie sich von den im Mittelalter und der Antike vorherrschenden philosophisch-ganzheitlichen Konzepten (etwa der Vier-Säfte-Lehre) verabschiedete und systematisch begann, den Grund für Erkrankungen nicht im Großen und Ganzen sondern im Kleinen und Einzelnen zu suchen. So entwickelte sich in der Renaissance die Anatomie und mit ihr die Organpathologie. Als Grund für eine Gelbsucht erkannte man nun eine Schädigung der Leber. Schmerzen in der Brust hatten ihre Ursache in der Verkalkung von Herzkranzarterien, und ein Schlaganfall entpuppte sich als Folge des Unterganges von Teilen des Hirngewebes.

Auf dem Weg zur molekularen Medizin

Mit Beginn des 19. Jahrhunderts machte es dann der technische Fortschritt, insbesondere die Weiterentwicklung der Mikroskopie, möglich, noch eine Stufe tiefer zu gehen. Nicht nur Schädigungen von einzelnen Organen oder Geweben, sondern Veränderungen auf der Ebene der einzelnen Zelle wurden jetzt als Ursache von Erkrankungen erkannt. Wissenschaftler wie der Berliner Pathologe Rudolf Virchow begründeten die »Zellularpathologie«. Was ein ganzes Organ krankmachte, ließ sich anhand einer einzelnen Zelle diagnostizieren. Wenn es um die Beurteilung der Gut- oder Bösartigkeit einer Geschwulst geht, so untersuchen Pathologen noch heute das entsprechende Gewebe nach diesen Kriterien auf entsprechende Zellveränderungen.

Aber die Technik ist natürlich auch hier nicht stehen geblieben. Längst sind es nicht mehr nur einzelne Zellen, sondern sehr viel kleinere Strukturen, die wir darstellen und untersuchen können. Moderne bildgebende Verfahren und neue Technologien erlauben es, bis hinunter auf die Ebene einzelner Moleküle vorzustoßen und Krankheiten auf der Basis molekularer Veränderungen zu beschreiben. Diese Ära der molekularen

Medizin eröffnet ein faszinierendes und zukunftsträchtiges neues Kapitel der Medizingeschichte.

Auch wenn es darum geht, die Wirkweise von Medikamenten oder gesundheitsfördernden Substanzen zu verstehen, so bemühen wir uns inzwischen, dies auf molekularer Ebene zu tun. Was lässt sich nun also über den molekularen Wirkmechanismus des Resveratrols sagen? Eine Menge – soviel schon einmal vorweg. Wesentlich mehr jedenfalls, als sich auf den begrenzten Seiten eines kleinen Ratgebers unterbringen lässt. Die wichtigsten Punkte sollen hier trotzdem kurz aufgeführt werden.

Resveratrol – das Schweizer Armeemesser der Natur

In einem 2004 erschienen Artikel des Journal of Biomedicine and Biotechnology wurde das Resveratrol sehr treffend als »Nature's Swiss Army Knife« bezeichnet. So wie sich bei dem bekannten Schweizer Armeemesser neben der eigentlichen Klinge noch viele zusätzliche Instrumente herausklappen lassen, so werden auch beim Resveratrol ständig neue biologische Funktionen entdeckt. Eine der wichtigsten Wirkungsweisen haben wir bereits erwähnt: Resveratrol ist ein hochpotenter Radikalefänger. Seine biochemische Struktur ist die eines Polyphenols und das prädestiniert das Resveratrol für genau diese Aufgabe. Die so genannte antioxidative Potenz des Resveratrols ist dabei deutlich höher als die der bekannten antioxidativen Vitamine, welche als klassische Radikalefänger gelten. Doch Resveratrol ist nicht nur stärker, sondern auch umfassender wirksam. Weil es sowohl wasser- als auch fettlöslich ist, kann es seine Wirkung in nahezu allen Bereich des Körpers entfalten. Für die meisten anderen Antioxidanzien gilt das nicht. Vitamin C wirkt fast ausschließlich in einem wässrigen Milieu, Vitamin E in einem fettreichen.

Zweifach wirksam gegen freie Radikale

Ganz besonders effektiv schützt Resveratrol das LDL-Cholesterin vor Oxidation. Dies ist von größter gesundheitlicher Bedeutung, denn es ist im Wesentlichen die oxidierte Form des LDL-Cholesterins, welche in die Gefäßwand eingelagert wird und somit eine Arteriosklerose begünstigt. Dies ist die wesentliche molekularbiologische Erklärung des französischen Paradoxons.

Biologische Wirkungen

Doch Resveratrol fängt nicht nur freie Radikale ab, es reduziert die oxidative Belastung noch auf andere Weise. Resveratrol verstärkt die Wirkung antioxidativer Enzymsysteme. In seinem Kampf gegen freie Radikale verlässt sich unser Körper nicht allein auf Schutzstoffe von außen, wie sie etwa Vitamine oder sekundäre Pflanzenstoffe darstellen. Er verfügt auch über eine ganzes Arsenal von Enzymen, die keine andere Aufgabe haben, als eben jene freien Radikale in unserem Körper zu neutralisieren. Diese Enzyme tragen so unaussprechliche Namen wie Superoxyd-Dismutase oder Glutathion-Peroxidase. Je höher die Konzentration dieser Enzyme, desto ausgeprägter ist das körpereigene antioxidative Schutzschild und umso weniger leidet der Körper unter der oxidativen Belastung. Neueste Studien an gesunden Hundertjährigen zeigen, dass diese sich durch besonders effektive antioxidative Enzymsysteme auszeichnen. Resveratrol verstärkt die Wirkung dieser antioxidativen Enzyme und ist somit ein wirksamer Schutz gegen altersassoziierte Erkrankungen.

Super-Aspirin aus der Traubenschale

Mehrfach erwähnt haben wir bereits die antiinflammatorische, also entzündungshemmende Wirkung des Resveratrols. Auch hier ist der molekularbiologische Mechanismus weitgehend entschlüsselt. Die antiinflammatorische Wirkung des Resveratrols ist wesentlich dadurch bedingt, dass es in der Lage ist, ein Enzym namens Cyclooxygenase zu hemmen. Cyclooxygenase ist ein Schlüsselenzym für die Synthese von Prostaglandinen. Prostaglandine sind eine Art von Gewebshormonen mit vielfältigen Wirkungen im menschlichen Organismus. Ähnlich wie bei den Fetten hat sich auch bei den Prostaglandinen eingebürgert, zwischen guten und schlechten zu unterscheiden. Schlechte Prostaglandine, zu denen etwa das Prostaglandin E2 und das Thromboxan zählen, fördern chronisch entzündliche Prozesse und spielen eine wichtige Rolle sowohl bei der Arteriosklerose als auch bei der Krebsentstehung. Viele dieser schlechten Prostaglandine werden durch das Enzym Cyclooxygenase II gebildet. Pharmakologische Substanzen, die dieses Enzym gezielt hemmen, waren mehrere Jahre lang die Hoffnungsträger der Medizin. Die so genannten COX-2-Hemmer galten als »Super-Aspirine«, wirkten sowohl entzündungshemmend als auch schmerzlindernd und bescherten ihren Herstellern traumhafte Umsätze. Doch dann wurde eine Reihe von schwer wiegenden Nebenwirkungen am Herzen beschrieben, und die bekanntesten COX-2-Hemmer mussten wieder vom

Markt genommen werden. Das war nicht nur ein herber Rückschlag für die entsprechenden Pharmafirmen, sondern für die Medizin insgesamt. COX-2-Hemmer galten schließlich als Substanzen mit einem enormen Potenzial. Vor diesem Hintergrund kann man sich eigentlich nur freuen, dass es nicht nur in den Pharmalabors sondern auch in der Natur Substanzen gibt, die eine COX-2-Hemmung bewirken, und zwar ganz ohne unerwünschte Nebenwirkungen am Herzen. Resveratrol gehört zu den effektivsten dieser Substanzen.

Resveratrol – ein natürliches Designerhormon

Eine letzte molekularbiologische Charakteristik des Resveratrols soll in diesem Zusammenhang nicht unerwähnt bleiben. Auch sie ist für vielfältige positive Wirkungen dieser Substanz verantwortlich. Wir haben bereits erwähnt, dass Resveratrol ein Polyphenol ist. Seine genaue chemische Bezeichnung lautet 3,4,5-trihydroxystilbene. Stilbene gehören im weitesten Sinne zur Gruppe der Östrogene, also in den Bereich weiblicher Geschlechtshormone. Bevor die männlichen Leser dieses Ratgebers nun Angst bekommen, dass ihnen durch den Genuss von Rotwein Brüste wachsen, sei an dieser Stelle gleich festgehalten: Resveratrol gehört zur Gruppe der Phyto-Östrogene. Diese entfalten im Körper unterschiedliche hormonelle Wirkungen, da sie an die körpereigenen Hormonrezeptoren binden. Ein vermehrtes Wachstum der Brüste gehört nicht zu diesen Effekten.

Phyto-Östrogene sind in der Medizin gute alte Bekannte. Großer Beliebtheit erfreuen sich etwa die so genannten Isoflavone, die sich hauptsächlich in Soja und im Rotklee finden. Aus den asiatischen Ländern, in denen Soja zu den Grundnahrungsmitteln gehört, wissen wir, welch positive und vielfältige Effekte die Phyto-Östrogene für die Gesundheit haben. So leiden zum Beispiel japanische Frauen in den Wechseljahren deutlich weniger unter klimakterischen Beschwerden. Gleichzeitig finden wir in Japan sowohl bei Männern als auch bei Frauen deutlich weniger Herz-Kreislauf-Erkrankungen. Vor allen Dingen aber finden sich weniger hormonabhängige Erkrankungen wie Brust- oder Prostatakrebs. Ein wesentlicher Grund hierfür ist der hohe Konsum von Phyto-Östrogenen in der japanischen Bevölkerung. Im Gegensatz zu den klassischen Östrogenen entfalten diese Pflanzenhormone eine sehr differenzierte Wirkung. Von den zwei unterschiedlichen Östrogenrezeptoren im menschlichen Körper, dem alpha- und dem beta-Rezeptor, binden die Phyto-Östrogene hauptsächlich an den beta-Rezeptor. Für das Gefäßsystem bedeutet dies einen Schutz vor Arteriosklerose; das Skelettsystem profitiert durch eine verbesserte Knochendichte. An der Brust entfalten Phyto-Östrogene dagegen eine antiöstrogene Wirkung und schützen so dieses Organ vor Krebs. Kann uns Rotwein also auch vor Krebs schützen? Alle neueren Studien deuten darauf hin. Das »Schweizer Armeemesser« Resveratrol ist offensichtlich auch eine Mehrzweckwaffe gegen bösartige Erkrankungen. Davon mehr im nächsten Kapitel.

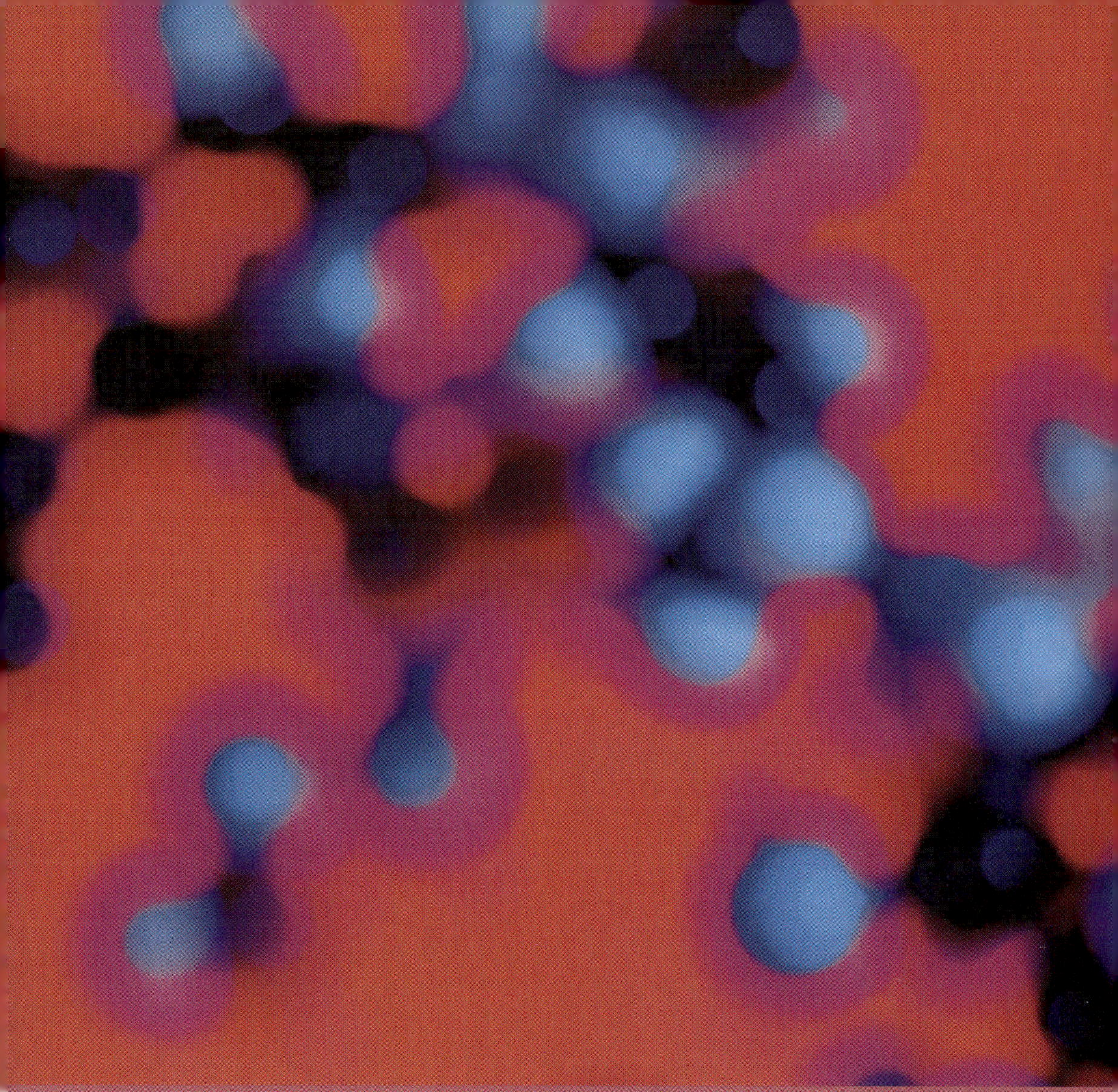

Resveratrol und Krebs

Besser Rotwein als Totsein.

Weisheit der Alt-68er

Resveratrol und Krebs

In der Rangliste der häufigsten Todesursachen stehen in der westlichen Welt die Herz-Kreislauf-Erkrankungen an erster Stelle. Jeder Zweite stirbt an ihnen. Danach folgt bereits der Krebs. Ihm fällt jeder Vierte zum Opfer.

Trotz jahrzehntelanger, intensiver Forschung ist der große Durchbruch in der Krebstherapie bisher noch nicht gelungen. Zwar lassen sich viele Krebsarten inzwischen früher erkennen und besser behandeln. Doch vor allem bei den häufigen Krebserkrankungen wie Brust-, Darm-, Prostata- oder Lungenkrebs ist eine vollständige Heilung zumeist nur in den Frühstadien möglich. Krebs ist noch immer eine Killerkrankheit.

Umso entscheidender ist es, auf diesem Feld alle Möglichkeiten zur Prävention zu nutzen. Dazu gehört in erster Linie, die Krebsvorsorgeuntersuchungen regelmäßig wahrzunehmen. In den letzten Jahren hat sich darüber hinaus aber auch gezeigt, dass unser Lebensstil, vor allem unsere Ernährungsgewohnheiten, Einfluss auf die Krebsentstehung nehmen. So gibt es in unserer Umwelt und unserer Nahrung eine ganze Reihe von Karzinogenen, also von Substanzen, welche die Krebsentstehung begünstigen. Auf der anderen Seite gibt es aber auch viele Nahrungsbestandteile, die karzinoprotektive, das heißt vor Krebs schützende Wirkungen haben. Neuere Untersuchungen zeigen: Zu den Substanzen mit der stärksten karzinoprotektiven Wirkung gehört das Resveratrol.

Doch bevor wir uns intensiver damit beschäftigen, wie uns das Rotweinpolyphenol vor Krebs schützt, machen wir noch einmal einen kleinen Exkurs und schauen uns an, wie ein Krebs eigentlich entsteht.

Das Drei-Stufen-Modell der Krebsentstehung

Krebszellen sind körpereigene Zellen, die sich dadurch auszeichnen, dass sie unkontrolliert wachsen und zerstörend in das umgebende Gewebe eindringen. Darüber hinaus besitzen sie die Fähigkeit, Tochtergeschwülste (Metastasen) zu bilden. Lange Zeit dachte man, dass die Entartung einer einzelnen Zelle ausreicht, ein solches Krebswachstum in Gang zu setzen. Doch die Sache ist wesentlich komplexer.

International durchgesetzt hat sich inzwischen das so genannte Mehrstufenkonzept der Krebsentstehung. Danach unterscheiden wir drei wesentliche Stadien: Die Krebsinitiation, die Krebspromotion und die Krebsprogression.

Die Krebsinitiation beschreibt jenen Prozess, durch den aus einer einzelnen gutartigen Zelle eine bösartige Zelle wird. Im Wesentlichen geschieht dies durch eine Mutation, also durch eine Veränderung im Erbgut der Zelle. Dieses Erbgut ist als genetischer Code in den Chromosomen unseres Zellkerns auf einem spiralförmig gewundenen Molekül, der Desoxyribonucleinsäure (DNA) gespeichert. In jedem unserer 300 Billionen Körperzellen befindet sich ein solches DNA-Molekül mit dem gesamten Bauplan unseres Körpers. Teilt sich die Zelle, so muss sich auch dieser Bauplan verdoppeln, damit jede neue Zelle wieder mit der kompletten DNA ausgestattet ist. Vor allem während dieser Teilung kann es zu Schädigungen des DNA-Moleküls kommen, die als Mutationen bezeichnet werden. Häufig bleiben solche Mutationen folgenlos. In vielen Fällen werden sie auch durch Reparaturenzyme entdeckt und wieder korrigiert. Wird jedoch durch eine Mutation ein wichtiger Teil der genetischen Information – zum Beispiel die Informationssequenz über die Steuerung des Zellwachstums – verändert und diese Veränderung nicht durch Reparaturenzyme korrigiert, so können die Folgen katastrophal sein. Die entsprechende Zelle koppelt sich dann von ihrer zentralen Steuerung ab und beginnt ein Eigenleben. Eine Krebszelle ist entstanden. Verantwortlich für solche Mutationen sind im Wesentlichen die uns bereits bekannten freien Radikale. Darüber hinaus gibt es aber auch eine ganze Reihe von spezifischen Karzinogenen, die ebenfalls mutationsauslösend wirken.

Solche einzelnen Krebszellen entstehen wahrscheinlich mit großer Häufigkeit in unserem Körper. Glücklicherweise entwickelt sich aus ihnen nur in wenigen Fällen auch eine Krebsgeschwulst. Denn zumeist wird eine derart entartete Zelle vom körpereigenen Immunsystem entdeckt und eliminiert. Damit aus der einzelnen Krebszelle eine Krebsgeschwulst werden kann, bedarf es eines zweiten Schrittes der Krebsentstehung, der Krebspromotion. Die Krebspromotion bezeichnet also den Prozess des Krebswachstums. Hier spielen nun wiederum andere Substanzen eine Rolle. Begünstigt wird das Krebswachstum zum Beispiel durch bestimmte Hormone und Wachstumsfaktoren, die ihre Wirkung im Wesentlichen über Rezeptoren an der Zellaußenhaut vermitteln. Gleichzeitig verfügt der Körper aber auch in diesem Stadium noch über potente Abwehrmechanismen, um sich gegen die frühe Krebsgeschwulst zu schützen.

Der dritte und letzte Schritt in der Krebsentwicklung ist die Tumorprogression. Hier greift der Krebs zerstörend auf andere Gewebeareale über. Ein wesentlicher Faktor dieser Tumorprogression ist die so genannte Tumorneoangiogenese. Ab einem gewissen Durchmesser muss es der frühen Krebsgeschwulst gelingen, Anschluss an das körpereigene Gefäßsystem zu finden. Nur so kann sie sich bei ihrem schnellen Zellwachstum weiterhin mit Blut, Sauerstoff und Nährstoffen versorgen. Gelingt ihr dieser Anschluss an das Gefäßsystem nicht, so »verhungert« die Krebsgeschwulst im wahrsten Sinne des Wortes. Damit es zur Einsprossung der Blutgefäße kommt, sendet die Krebsgeschwulst Signalstoffe in die Umgebung aus, die das Blutgefäßsystem veranlassen, neue kleine Gefäße zu bilden, welche dann in den Tumor einsprossen. Gleichzeitig hat die Krebsgeschwulst nun aber auch die Möglichkeit, einzelne Zellen in das Blut- oder Lymphsystem abzusondern und so an völlig andere Stellen des Körpers zu gelangen. Dort können sich diese Zellen niederlassen und als Metastasen ihr zerstörerisches Wachstum fortsetzen.

Auch Zellen begehen Selbstmord

Substanzen, die uns vor Krebs schützen, entfalten ihre Schutzwirkung in unterschiedlichen Stadien der Krebsentwicklung. Antioxidanzien verhindern im Wesentlichen die Krebsinitiation, da sie freie Radikale abblocken und so die DNA vor den Angriffen der aggressiven Moleküle abschirmen. Phyto-Östrogene hemmen hauptsächlich die Tumorpromotion, indem sie die Rezeptoren der Tumorzellen blockieren und somit ein weiteres Wachstum verhindern. So genannte Angiogenesehemmer verhindern das Einsprossen von Blutgefäßen in den Tumor und stoppen damit die Tumorprogression. Eine weitere Möglichkeit, die Progression zu hemmen, ist ein Mechanismus, mit dem bestimmte Substanzen Krebszellen sozusagen in den Selbstmord treiben. Der medizinische Begriff hierfür ist Apoptose.

Im Jahr 1997 veröffentlichte das Magazin Science, das zu den angesehensten Wissenschaftsjournalen der Welt gehört, einen Artikel über eine Substanz, von der nachgewiesen werden konnte, dass sie in alle drei Stadien der Krebsentstehung schützend eingreift. Bei dieser Substanz handelt es sich um das Resveratrol.

Die ausgeprägt antioxidative Wirkung des Resveratrols haben wir bereits mehrfach erwähnt. Natürlich schützt diese Wirkung auch die DNA vor Mutationen. Eine wichtige Rolle sowohl bei der Krebsinitiation als auch bei der Krebspromotion spielen nach neuesten Erkenntnissen auch chronisch niederschwellige Entzündungen. Durch die zuvor beschriebene Fähigkeit des Resveratrols, Enzyme wie die Cycloxygenase oder die Hydroxiperoxidase zu hemmen, werden inflammatorische Prozesse vermieden. Das wirkt sich nicht nur günstig auf die Gefäßwand aus, es schützt auch vor Krebs. Vor allem bei hormonabhängigen Tumoren wie dem Brust- und Prostatakarzinom kommt darüber hinaus auch die phyto-östrogene Wirkung des Resveratrols zum Tragen. Resveratrol bindet an die Hormonrezeptoren von Tumorzellen und blockiert damit deren weiteres Wachstum.

Resveratrol – wirksam auch bei bereits bestehendem Krebs

Eine ganze Reihe von Arbeitsgruppen hat inzwischen noch weitere Mechanismen beschrieben, über die Resveratrol krebspräventiv wirkt. Hierzu gehört zum Beispiel die Aktivierung von so genannten Phase-2-Enzymen, die ein wichtiges Schutzschild des Körpers gegen Krebszellen darstellen. Die wahrscheinlich wichtigste Fähigkeit des Resveratrols besteht aber offensichtlich

INFO

Chemotherapie – besser wirksam dank Resveratrol

Auch in Deutschland wird die Antikrebswirkung des Resveratrols inzwischen wissenschaftlich untersucht. Und schon gibt es eine weitere gute Nachricht: Der Krebsschutz des Resveratrols ist offensichtlich nicht nur auf den Bereich der Prävention beschränkt. Ein Forscherteam der Universität Ulm, der auch die Apoptoseforscherin Simone Fulder angehört, überprüft zurzeit im Tierversuch die Wirkungen einer zusätzlichen Gabe von Resveratrol bei Chemotherapien. Bekannt ist, dass die Chemotherapie von Krebs nach einer gewissen Zeit ihre Effektivität verliert. Offensichtlich entwickeln die verbleibenden Krebszellen Strategien, um sich gegen die Chemotherapeutika zu schützen. Zu diesen Strategien gehört ein apoptosehemmendes Protein namens Survivin. Resveratrol ist offensichtlich ein Hemmer dieses Proteins. Jedenfalls zeigte sich, dass bei gleichzeitiger Gabe von Resveratrol eine Chemotherapie wesentlich besser wirkt und die Resistenzentwicklung hinausgezögert wird. Resveratrol wirkt also wie eine Art »Weichmacher«, in dem es die Blockade bestimmter Apoptoseprogramme in den Zellen aufhebt und somit die Tumorzelle gegenüber einer Chemotherapie wieder sensibilisiert. Simone Fulder hofft, nach Abschluss weiterer Tierversuche das Resveratrol auch bald schon in klinischen Studien von Krebspatienten einsetzen zu können.

darin, dass es Krebszellen sensibilisiert gegen eine Substanz mit dem Namen Tumornekrose Faktor alpha (TNF alpha). Durch diesen Mechanismus wird in den Krebszellen ein Programm ausgelöst, das letztlich zur Selbstzerstörung der Zelle, also zur Apoptose führt.

Natürlich bleibt zum gegenwärtigen Zeitraum festzuhalten, dass all diese Untersuchungen bisher hauptsächlich an Zellkulturen und an Labormäusen durchgeführt wurden. Große klinische Studien mit der Anwendung von Resveratrol bei an Krebs erkrankten Menschen sind erst in den Anfangsphasen. Und nicht alles, was bei Mäusen funktioniert, wirkt auch beim Menschen. Dennoch stimmen die bisherigen Untersuchungen äußerst optimistisch. Und genauso klingt auch das Statement von Professor Pezzuto, dem federführenden Autor des Science-Artikels, der sich über das Resveratrol folgendermaßen äußerte: »Von allen Pflanzen, die wir auf ihre krebspräventive Aktivität überprüft haben, und allen Substanzen, die wir bisher gesehen haben, ist diese die vielversprechendste«.

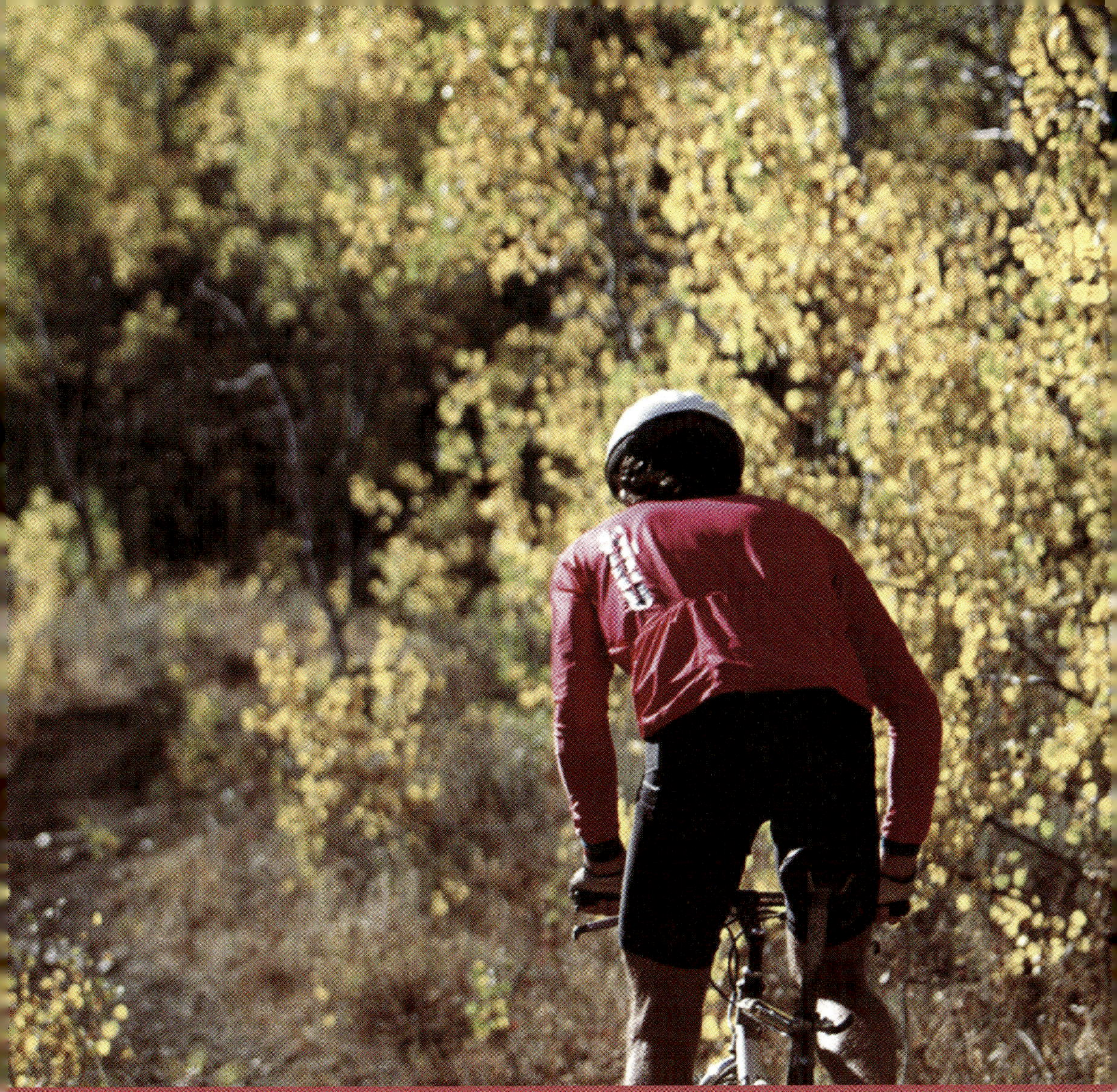

Resveratrol – eine der wirksamsten Anti-Aging-Substanzen

Jeder will es werden, keiner will es sein: alt.

Jonathan Swift

Anti-Aging

In den vorangegangenen Kapiteln haben wir gesehen, wie Resveratrol gegen Herz-Kreislauf-Erkrankungen, Demenz und Krebs wirkt – allesamt Krankheiten, die im höheren Lebensalter gehäuft auftreten. Neuere Studien belegen jedoch, dass Resveratrol mehr kann als nur altersbedingten Erkrankungen vorzubeugen. Es besitzt eine weitere Fähigkeit, die diesen Rotweininhaltsstoff zur Anti-Aging-Substanz schlechthin macht. Resveratrol ist offensichtlich in der Lage ist, den Alterungsprozess an sich zu verlangsamen.

Ein relativ junger Vertreter unter den ärztlichen Fachrichtungen ist die Anti-Aging-Medizin. Da Altern der Hauptrisikofaktor für nahezu alle wichtigen Zivilisationskrankheiten ist, versucht die Anti-Aging-Medizin das Altern selbst zu behandeln. Grundlage dieses Ansatzes ist die Erkenntnis, dass Altern durchaus kein rein schicksalhafter Prozess ist, sondern ein beeinflussbarer Vorgang. Unser persönlicher Lebensstil spielt dabei eine entscheidende Rolle.

Von der Theorie zur Therapie

Ähnlich wie die anderen medizinischen Disziplinen folgt auch die Anti-Aging-Medizin einer bewährten Vorgehensweise. Danach ist es zunächst einmal wichtig zu verstehen, wodurch eine Krankheit denn eigentlich entsteht. Erst wenn die Ursachen und der Verlauf einer Krankheit möglichst genau verstanden sind, besteht auch die Möglichkeit, diese Erkrankung gezielt zu therapieren. Das gilt auch für die »Krankheit Altern«.

Eine Medizin, die es sich zur Aufgabe gemacht hat, den Alterungsprozess an sich zu behandeln, muss also zunächst einmal erklären, was denn eigentlich in unserem Körper geschieht, wenn wir altern. Gefordert ist eine Theorie des Alterns. Um es gleich vorweg zu nehmen: Eine einheitliche Alterungstheorie gibt es nicht. Zurzeit existieren etwa dreihundert verschiedene Erklärungsansätze für jenen Prozess, der uns mit den Jahren alt, grau und klapprig werden lässt. Die wichtigsten dieser Alterungstheorien wollen wir uns im Folgenden kurz anschauen. Aus ihnen leiten sich die entscheidenden Anti-Aging-Strategien ab.

Mensch und Maschine

Eine der frühesten Theorien zum Thema Altern stammt von einem deutschen Naturwissenschaftler. Der Biologe August Weismann formulierte Mitte des 19. Jahrhunderts die so genannte Verschleißtheorie. Das 19. Jahrhundert war ein sehr technikgläubiges Zeitalter und verglich auch den menschlichen Organismus gerne mit einer Maschine. Von dieser wissen wir, dass sie sich durch ständigen Gebrauch abnutzt und verschleißt. Die zunehmenden Abnutzungserscheinungen führen allmählich zu Funktionseinbußen, und irgendwann ist die Maschine dann ganz kaputt. Ganz ähnlich, so Weismann, verhält es sich auch mit unserem Körper. Am Anfang funktioniert noch alles prima, mit zunehmendem Alter stellen sich dann immer mehr Zipperlein ein, und am Ende steht unausweichlich der Tod. Was Weismann in seinem Konzept nicht berücksichtigt hat, ist die Tatsache, dass biologische Organismen im Gegensatz zu Maschinen durchaus Mechanismen der Selbstregeneration und Selbstreparatur entwickelt haben. Gewebe erneuern sich, Zellen wachsen nach, Verletzungen werden behoben.

Dennoch ist Weismanns Theorie natürlich prinzipiell richtig. Bleiben wir ruhig einmal bei den Maschinen. Ein auch äußerlich sichtbares Zeichen für den Alterungsprozess einer Maschine – zumindest wenn sie Metallteile besitzt – ist das Rosten. Chemisch gesehen ist Rosten nichts anderes als Oxidation.

Und damit sind wir auch schon bei einem der entscheidenden Alterungsprozesse, die nicht nur Maschinen, sondern auch biologische Organismen – einschließlich des Menschen – betreffen. Gleichzeitig begegnen wir einer der wichtigsten Alterungstheorien, die noch heute uneingeschränkte Gültigkeit hat. Sie geht zurück auf den amerikanischen Forscher Denam Harman, der in den fünfziger Jahren des 20. Jahrhunderts oxidative Prozesse als entscheidenden Alterungsfaktor erkannte und jene Moleküle beschrieb, die wir auch in diesem Ratgeber bereits mehrfach erwähnt haben: die freien Radikale.

Aggressive Singles

Doch was sind nun eigentlich diese ominösen freien Radikale? Wieder einmal müssen wir uns auf die Ebene der Moleküle begeben, um die Sache zu klären. Chemisch gesehen sind freie Radikale Moleküle, die sich dadurch auszeichnen, dass sie auf ihrer Elektronenhülle ein ungepaartes Elektron besitzen. Dies ist ein Zustand, den Moleküle nicht besonders mögen. Der Mensch ist nicht gerne alleine – Elektronen auch nicht. Und so versuchen die entsprechenden Moleküle, das fehlende Elektron aus einer anderen Verbindung herauszureißen. Dabei gehen sie ohne Rücksicht auf Verluste vor. Fette, Eiweiße, die DNA – nichts ist vor den Angriffen der freien Radikale sicher. Als Folge davon werden aber nicht nur die entsprechenden biochemischen Strukturen zerstört. Den derart attackierten Molekülen fehlt nun vielmehr ihrerseits ein Elektron. Das bedeutet, dass sie selbst zu einem freien Radikal geworden sind. Eine Kettenreaktion ist in Gang gekommen, die oxidative Belastung nimmt zu. Zu den Strukturen, welche durch freie Radikale in besonderem Maße geschädigt werden, gehören die fettreichen Zellmembranen. Aber auch Eiweißverbindungen und nicht zuletzt unser in Form von DNA gespeichertes Erbgut werden angegriffen.

Freie Radikale entstehen durch Außeneinflüsse wie Sonnenlicht, Rauchen oder Umweltgifte. Auch das ist bekannt. Weniger bekannt ist: Der überwiegende Teil von freien Radikalen in unserem Körper ist nicht die Folge von Außeneinflüssen, sondern entsteht im Rahmen der körpereigenen Energiegewinnung. Diese findet in spezialisierten Zellstrukturen statt, den so genannten Mitochondrien. In diesen »Kraftwerken der Zelle« verläuft die Oxidation von Sauerstoff unter kontrollierten Bedingungen, um daraus die für den Körper benötigte Energie zu gewinnen. Freie Radikale, die bei diesem Prozess als Abfallprodukte anfallen, werden zumeist an Ort und Stelle neutralisiert. Immer wieder gelingt es jedoch einigen dieser aggressiven Moleküle, die Mitochondrien zu verlassen und dann außerhalb dieser Zellorganellen ihr zerstörerisches Werk zu verrichten. Dabei unterliegen auch die Mitochondrien einem Alterungsprozess. Je länger sie existieren desto geringer werden ihre Energieausbeute auf der einen und desto größer wird ihr Schadstoffausstoß in Form von freien Radikalen auf der anderen Seite. Altern wird somit immer mehr verstanden als ein Verlust der mitochondrialen Funktion.

Welche Therapie leitet sich nun aus dieser Alterungstheorie ab? Im Wesentlichen ist es der Ansatz, durch die vermehrte Zufuhr von Radikalefängern (ein anderer Begriff ist Antioxidanzien) die oxidative Belastung des Körpers zu reduzieren. Lange Zeit standen hierbei die antioxidativen Vitamine im Vordergrund. Dies sind vor allem die Vitamine A, C und E. Nach und nach entdeckte man dann jedoch, dass die oxidative Wirkung vieler sekundärer Pflanzenstoffe diejenige dieser Vitamine bei weitem übertrifft. Carotinoide und Flavonoide sind solche sekundären Pflanzenstoffe mit hoher antioxidativer Kapazität. Häufig handelt es sich dabei um Farbpigmente von Pflanzen. Einer der bekanntesten Vertreter ist das Lycopin, der rote Farbstoff der Tomate. Biochemisch gesehen gehören viele dieser Pflanzenpigmente zur Klasse der Polyphenole. Eine der bekanntesten antioxidativen Polyphenole haben wir nun bereits intensiv kennen gelernt: das Resveratrol. Die hohe antioxidative Kapazität des Resveratrols schützt uns also nicht nur vor Herz-Kreislauf-Erkrankungen, sie wirkt sich auch insgesamt günstig auf den Alterungsprozess aus.

Süß macht alt

Eine weitere Alterungstheorie ist die so genannte AGE-Theorie. AGE ist die Abkürzung für Advanced Glycosilation Endproducts – Endprodukte der fortgeschrittenen Glycosilierung. Das klingt furchtbar kompliziert, lässt sich aber relativ einfach erklären. Schlüsselsubstanz in dieser Alterungstheorie ist die Glukose, also der Blutzucker.

Wenn Sie jemals Zuckerwatte gegessen haben, so ist Ihnen sicherlich eines aufgefallen. Zuckerwatte ist nicht nur sehr süß, sondern auch extrem klebrig. Doch die Glukose – und daraus besteht Zuckerwatte – klebt nicht nur an Fingern oder Lippen. Die gleiche Wirkung entfaltet sie auch im molekularen Bereich. Hier ist sie im Stande, Proteinstrukturen miteinander zu verkleben. Die entsprechenden Eiweiße können diese Bindungen nicht mehr spalten und verklumpen. In der Biochemie spricht man von einem Glycosilierungsprozess. Auch derartige Prozesse führen zu Funktionseinbußen. Die entsprechenden Gewebe werden zunehmend starr und unflexibel. Ein wichtiger Faktor, der den Alterungsprozess beschleunigt.

Zunächst einmal ist ja auch dies nur eine Theorie. Es stellt sich also die Frage: Lässt sich die AGE-Theorie in der Praxis belegen? Wenn Glukose tatsächlich ein Alterungsfaktor ist, dann müssten Menschen, die große Mengen von Glukose in ihrem Körper haben, auch vorzeitig altern. Solche Menschen gibt es. Man nennt sie Diabetiker (Zuckerkranke). Wir alle wissen, dass ein Diabetiker, dessen Blutzucker nicht richtig eingestellt ist, eine verkürzte Lebenserwartung hat. Darüber hinaus entwickelt er eine ganze Reihe von Komplikationen. Dazu gehören zum Beispiel Gefäßverengungen, Nierenschäden oder auch ein grauer Star. All diese Veränderungen können als organspezifisch vorzeitige Alterserscheinungen interpretiert werden.

Die AGE-Theorie lässt sich also klinisch belegen. Aber lässt sich aus ihr auch eine Therapie ableiten? Durchaus. Die Therapie ist ebenso einfach wie wirksam. Allerdings ist sie schwer umzusetzen. Sie lautet: Weniger essen. Die Kalorienrestriktion ist eine der ältesten, effektivsten und am besten dokumentierten Möglichkeiten des Anti-Aging. Wir haben diesem wichtigen Aspekt ein eigenes Kapitel gewidmet. Das Resveratrol spielt auch hierbei eine Rolle und zwar eine spektakuläre.

Hormone und Altern

Doch zuvor wollen wir uns noch zwei weitere wichtige Alterungstheorien ansehen. Großen Einfluss auf die praktische Anti-Aging-Medizin hat die so genannte neuroendokrine Theorie. Seit langem ist bekannt, dass mit dem Alter die Konzentration bestimmter Hormone im Blut abnimmt. Am deutlichsten zeigt sich dieser Effekt bei den weiblichen Geschlechtshormonen. Bei Frauen in den Wechseljahren versiegen sie innerhalb weniger Jahre fast völlig. Einen ähnlichen Prozess, wenn auch weniger dramatisch, gibt es auch beim Mann. Hier sinken die Hormone im höheren Lebensalter ebenfalls ab. Allerdings handelt es sich dabei um ein Absinken der männlichen Geschlechtshormone, der Androgene. Für diesen Prozess hat sich der Begriff des partiellen Androgendefizits des alternden Mannes (PADAM) eingebürgert.

Doch nicht nur die Geschlechtshormone werden im Alter vermindert ausgeschüttet. Auch das Nebennierenrindenhormon DHEA, das Zirbeldrüsenhormon Melatonin und das in der Hirnanhangdrüse gebildete Wachstumshormon (Human Growth Hormon, HGH) gehören zu jenen Hormonen, deren Konzentration im Serum mit dem Alter deutlich absinkt.

Das Versiegen der Geschlechtshormone bei Frauen in den Wechseljahren führt häufig zu den bekannten Beschwerden: Hitzewallungen, Schlafstörungen oder depressive Verstimmungen begleiten die hormonelle Umstellung. Gleichzeitig finden sich auch organische Veränderungen, zum Beispiel eine vermehrte Trockenheit von Haut und Schleimhäuten. Das Osteoporoserisiko steigt ebenso an wie das Risiko für Herz-Kreislauf-Erkrankungen oder die Alzheimer-Demenz. Seit etwa fünfzig Jahren behandeln Gynäkologen und Endokrinologen diese Hormonausfallerscheinungen durch die Gabe von Östrogenen und Gestagenen. Diese Hormonersatztherapie führt nicht nur dazu, dass subjektive

Beschwerden wie Hitzewallungen relativ rasch verschwinden. Sie beugt auch organischen Folgeerkrankungen des Hormonmangels vor. Im Prinzip ist der Ersatz der Geschlechtshormone also eine Anti-Aging-Therapie.

Genau an diesem Punkt setzt die neuroendokrine Theorie ein. Ihre These lautet: Nicht weil wir altern, sinken die Hormonspiegel, sondern weil die Hormonspiegel sinken, altern wir. Und das gilt nicht nur für die Geschlechtshormone. Die entsprechende Therapie besteht demnach im »Konzept der erweiterten Hormonsubstitution«, also dem Ersatz aller mit dem Alter absinkenden Hormone.

Dies ist zweifellos eine hoch effektive Therapieform. Sie sollte allerdings nur unter ärztlicher Aufsicht und von entsprechend geschulten Spezialisten durchgeführt werden. Eine Reihe von Untersuchungen der letzten Jahre hat darüber hinaus zu einer gewissen Ernüchterung bezüglich der Hormonersatztherapie geführt. Wirksam ist diese Therapieform zweifellos. Aber sie hat eben auch Nebenwirkungen. So stellte sich bei der Hormonersatztherapie von Frauen in den Wechseljahren heraus, dass die langfristige Einnahme entsprechender Präparate das Brustkrebsrisiko leicht ansteigen lässt. Auch eine erhöhte Thromboserate ist unter einer solchen Therapie zu verzeichnen.

Für die Testosteronsubstitution des Mannes wird ein erhöhtes Risiko für das Prostatakarzinom diskutiert.

Pflanzliche Alternativen gefragt

Zunehmend sucht man daher auch in diesem Bereich nach pflanzlichen Alternativen. Diese sind zwar zumeist weniger wirksam als die eigentlichen Hormone, haben dafür aber auch nicht deren Nebenwirkungen. Viele Frauen vertrauen inzwischen auf Phyto-Östrogene. Diese zeigen viele der positiven Wirkungen der klassischen Hormonersatzpräparate. Im Gegensatz zu diesen erhöhen sie allerdings nicht das Brustkrebsrisiko. Im Gegenteil: Phyto-Östrogene bieten einen Schutz gegen diesen häufigsten bösartigen Tumor der Frau. Auch Männer profitieren von Phyto-Östrogenen. Sie reduzieren vor allen Dingen ihr Risiko für einen Prostatakrebs. Gleichzeitig sinkt auch ihre Herzinfarktsrate. Die klassischen Phyto-Östrogene stammen aus Soja oder Rotklee. Inzwischen konnte jedoch auch für das Resveratrol nachgewiesen werden, dass es eine phyto-östrogene Wirkung hat und an die entsprechenden Rezeptoren bindet.

Altern – eine Entzündung?

Eine relativ neue Alterungstheorie, die allerdings immer wichtiger wird, ist die Theorie der chronischen Inflammation. Im Rahmen dieses Ratgebers klang es bereits mehrfach an: Chronisch niederschwellige Entzündungsprozesse stellen einen wichtigen Faktor für eine Vielzahl von altersbedingten Erkrankungen dar. So gilt inzwischen die Arteriosklerose nicht mehr in erster Linie als Folge einer Fettstoffwechselstörung sondern als chronische Entzündung der Gefäßwand. Auch für die Entstehung anderer Erkrankungen, vom Krebs bis zur Altersdemenz, scheinen Entzündungsprozesse eine Schlüsselrolle zu spielen. Antiinflammatorische Therapieansätze bekommen somit in der Anti-Aging-Medizin eine zunehmend wichtige Rolle. Wir haben bereits beschrieben, dass Resveratrol ein effektiver Hemmer des Enzyms Cyclooxygenase ist. Diese Funktion als COX-2-Hemmer macht Resveratrol zu einer außerordentlich vielseitig wirkenden Substanz. Nicht zuletzt verleiht sie ihr auch einen Anti-Aging-Effekt.

Seine spektakulärste Wirkung im Bereich des Anti-Agings entfaltet das Resveratrol jedoch in einem anderen Zusammenhang. Resveratrol ist ein so genanntes CR-Mimetikum. Was es damit auf sich hat, davon handelt das nächste Kapitel.

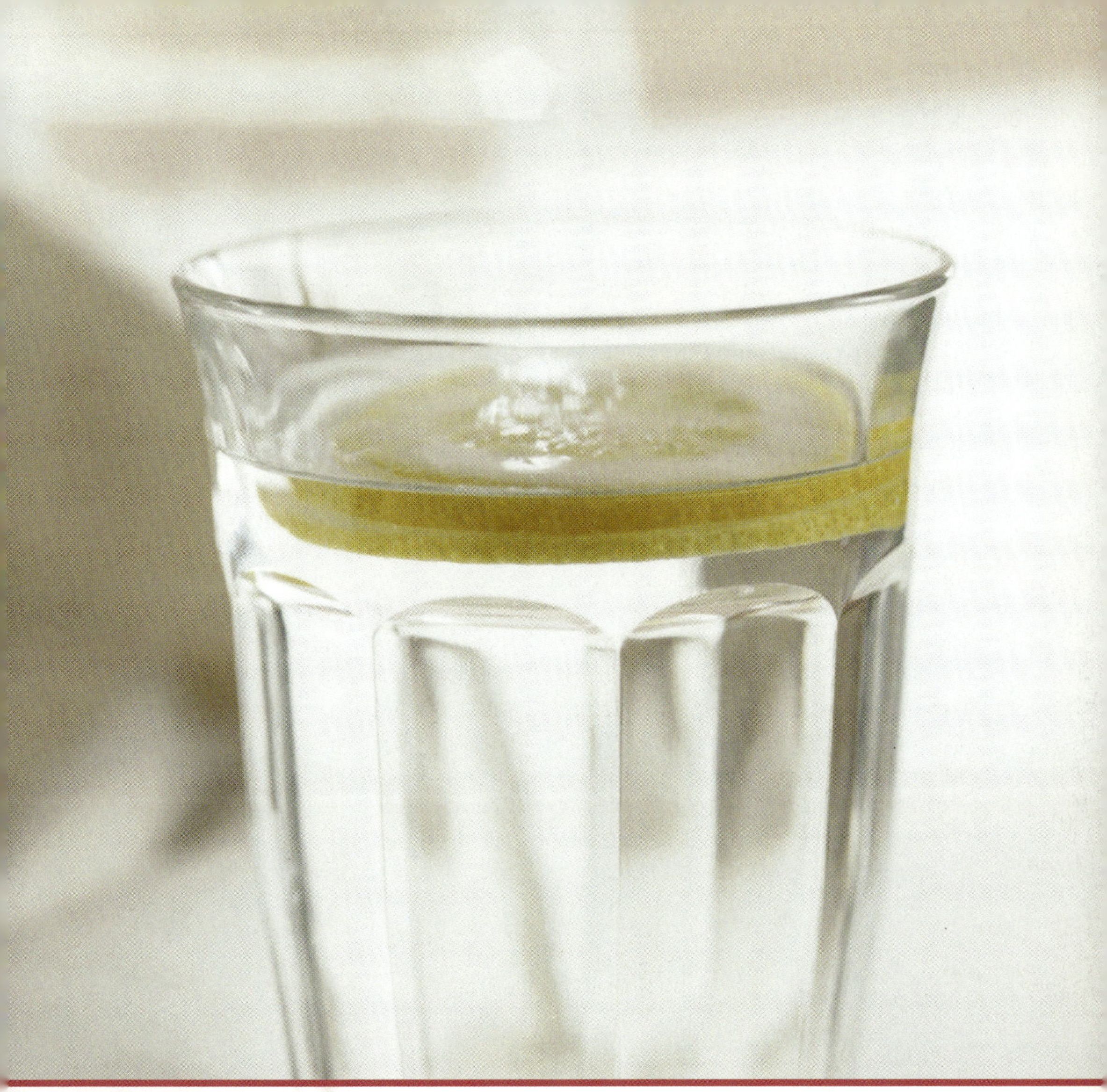

Kalorienrestriktion – der Königsweg des Anti-Aging

Zügelt euren Appetit, meine Lieben,
und ihr habt die menschliche Natur besiegt.

Charles Dickens

Kalorienrestriktion

In ihrem ständigen Bemühen, das Altern und die mit ihm einhergehenden Unannehmlichkeiten zu besiegen, hat die Menschheit kaum etwas unversucht gelassen. Manche Anti-Aging-Therapien erscheinen uns heute ein wenig sonderbar. Andere haben wahrscheinlich mehr Schaden als Nutzen angerichtet. Nur wenige sind tatsächlich sinnvoll. Noch weniger können ihre Wirksamkeit auch unter wissenschaftlichen Kriterien unter Beweis stellen.

Cleopatra badete zu Anti-Aging-Zwecken gerne in Eselsmilch. Da sie ihrem Leben vorzeitig ein Ende setzte, können wir heute nicht mehr beurteilen, ob sie dadurch ihre Lebenserwartung tatsächlich erhöht hatte. In China galt es als lebensverlängernde Maßnahme, sich von jungfräulichen Mädchen anhauchen zu lassen. Das war für alte Männer sicherlich eine angenehme Therapie. Ob sie auch den gewünschten Zuwachs an Lebenszeit erbrachte, mag bezweifelt werden. Ende des 19. Jahrhunderts praktizierten einige Modechirurgen an ihren gleichermaßen betagten wie betuchten Patienten die Transplantation von Affenhoden. Auch von dieser Maßnahme hat außer dem Bankkonto des Chirurgen wohl niemand profitiert.

Die moderne Anti-Aging-Medizin setzt unter anderem auf den Einsatz hochdosierter Antioxidanzien. Vor dem Hintergrund der Theorie der freien Radikale ist dieser Ansatz plausibel. Doch ob uns Vitamintabletten tatsächlich länger leben lassen, ist bisher noch durch keine wirklich gute Studie eindeutig belegt. Das gleiche gilt auch für die Hormonersatztherapie. Ältere Männer haben inzwischen die Möglichkeit, ihre sinkenden Testosteronspiegel durch entsprechende Hormonpräparate wieder anzuheben. Aber ob sie dadurch älter werden, steht in den Sternen. Aus der Veterinärmedizin wissen wir, dass kastrierte männliche Tiere – also solche, denen man durch einen chirurgischen Eingriff sämtliche Geschlechtshormone entzogen hat – länger leben als ihre nicht kastrierten Artgenossen.

Bei rigoroser Prüfung bleibt zum gegenwärtigen Zeitpunkt eigentlich nur eine einzige Anti-Aging-Therapie übrig, die unter experimentellen Bedingungen ihre lebensverlängernde Wirkung unter Beweis gestellt hat. Das ist die Kalorienrestriktion. Für keine andere Maßnahme ist die Datenlage derart überzeugend. Hunderte von Studien belegen: Wer weniger isst, lebt länger.

Ratten am Rande des Hungertodes

Erste Untersuchungen zu diesem Thema gehen zurück bis in die dreißiger Jahre des 20. Jahrhunderts. Damals unterzog der amerikanische Forscher Clive McCay seine Laborratten einem ungewöhnlichen Experiment. Einem Teil seiner Tiere reduzierte er die Nahrungszufuhr um dreißig Prozent, die anderen durften wie gewohnt weiter fressen. Der Effekt war erstaunlich. Die Tiere mit der Hungerdiät hatten eine um fünfzig Prozent höhere Lebenserwartung gegenüber jenen Ratten, die ausreichend zu fressen bekamen. Diese ersten Untersuchungen sind seitdem von vielen Forschern mit den unterschiedlichsten Tierarten wiederholt worden. Die Ergebnisse waren fast immer die gleichen: Weniger essen heißt länger leben. Das gilt offensichtlich vom Einzeller bis zum Primaten. Am Menschen lassen sich solche Untersuchungen verständlicherweise nur sehr schwer durchführen. Bei einer durchschnittlichen Lebenserwartung von 75 Jahren ist es äußerst schwierig, die lebensverlängernde Wirkung einer solchen Maßnahme an einem größeren Kollektiv zu überprüfen. Hinzu kommt, dass während dieses Versuchs die Gefahr besteht, dass die Untersucher früher sterben als ihre Untersuchungsobjekte.

Es ist allerdings wenig wahrscheinlich, dass ein biologischer Mechanismus, der bei allen anderen Lebewesen nachweisbar ist, ausgerechnet beim Menschen nicht funktionieren soll. Warum nun verlangsamt die Kalorienrestriktion in solch ausgeprägter Weise den Alterungsprozess? Vor dem Hintergrund dessen, was wir im letzen Kapitel über die verschiedenen Faktoren des Alterns gehört haben, lässt sich die Frage bereits teilweise beantworten. Weniger Kalorienzufuhr bedeutet einen geringen Grundumsatz, der Körper benötigt weniger Energie. Wenn in den Mitochondrien, den Kraftwerken unserer Zelle, weniger Energie produziert wird, so verringert sich auch der Ausstoß von freien Radikalen. Die oxidative Belastung des Körpers sinkt.

Gleichzeitig bedeutet weniger Kalorienzufuhr auch niedrigere Glukose- und Insulinspiegel. Dies wiederum heißt, dass weniger Glycosilierungsprozesse ablaufen und die Zahl von AGE-Proteinen in unserem Körper abnimmt. Niedrigere Insulinspiegel senken das Risiko für eine Insulinresistenz und damit für die Ausbildung eines metabolischen Syndroms.

Kalorienrestriktion

Gene Silencing

Eine verminderte Nahrungsaufnahme wirkt sich also auf unterschiedliche Weise positiv auf den Alterungsprozess aus. Der entscheidende Mechanismus der Lebensverlängerung durch eine Kalorienrestriktion ist jedoch ein anderer. Erst durch die Fortschritte, die die genetische Forschung in den letzten Jahren gemacht hat, konnte er entschlüsselt werden.

Das verminderte Kalorienangebot führt in den Zellen dazu, dass ein spezifisches Gen mit dem Namen SIR 2 aktiviert wird. Dieses so genannte Langlebigkeitsgen springt in den Zellen offensichtlich immer dann an, wenn diese einer besonderen Belastung ausgesetzt sind. Historisch gesehen ist die häufigste und lebensbedrohlichste Belastung ein Mangel an Nahrung. SIR 2 versetzt die Zelle bei Nahrungsmangel in eine Art Ruhestoffwechsel. Während nach außen hin möglichst wenig Energie verbraucht wird, wird nach innen hin die Zeit genutzt, um dringend notwendige Renovierungsarbeiten vorzunehmen. Dazu gehört in erster Linie die Reparatur von Schäden an der DNA. Umgesetzt werden diese Reparaturmechanismen durch spezifische Enzyme, welche durch das SIR-2-Gen gebildet werden. Diese Proteine werden als Sirtuine bezeichnet.

Offensichtlich handelt es sich hierbei um ein uraltes evolutionsbiologisch begründetes Programm. Das Konzept, in Phasen des Nahrungsmangels die Zelle besonders zu schützen, ihr zusätzliche Zeit für Reparaturmechanismen zu geben und dadurch ihre Lebensspanne zu verlängern hat sich offenbar glänzend bewährt. Genetische Mechanismen, die erfolgreich sind, werden weitergegeben. Und zwar nicht nur innerhalb der eigenen Art. Auch bei der Entwicklung neuer Arten bleiben solche Programme erhalten. Und so hat sich auch dieser Mechanismus, der unter dem Namen Gene Silencing bekannt geworden ist, quer durch alle Spezies hindurch gehalten. SIR-2-Gene lassen sich in der Bäckerhefe genauso nachweisen wie in menschlichen Zellkulturen. Dies ist auch der Grund dafür, dass die Kalorienrestriktion bei allen Lebewesen gleichermaßen positive Effekte bewirkt.

Das Einfache, das so schwer zu machen ist

Eigentlich ist also alles ganz einfach: Wer länger leben will, muss weniger essen. Aber häufig ist gerade das Einfache das, was so schwierig zu machen ist. Und dies gilt im besonderen Maße für die Kalorienrestriktion. Bei Laborratten lässt sich eine entsprechende Hungerdiät noch relativ unproblematisch umsetzen. Sie werden einfach weniger gefüttert. Sich beschweren hilft nicht, und eine Laborratte hat auch keine Möglichkeit, nachts um zwölf noch einmal an den Kühlschrank zu gehen.

Das ist beim Menschen anders. Der gute Wille mag da sein, aber das Fleisch wird doch meist schwach. International wird die Einteilung in Normalgewicht, Übergewicht und Adipositas inzwischen nach dem Body Mass Index (BMI) vorgenommen. Nach diesen Kriterien war im Jahr 2005 jeder zweite Deutsche übergewichtig und jeder fünfte adipös. In den meisten anderen Ländern der westlichen Welt sieht es nicht viel besser aus. Und selbst in Entwicklungsländern verzeichnen wir seit Jahren eine Zunahme der Adipositasepidemie.

In einer Zeit, in der die meisten Menschen große Schwierigkeiten haben, ihr Körpergewicht auch nur im Rahmen des oberen Normbereiches zu halten, ist es praktisch kaum möglich, eine Diät durchzusetzen, die eine systematische Reduktion der Nahrungszufuhr um dreißig Prozent beinhaltet. Und um einen wirklich lebensverlängernden Effekt zu erreichen, reicht es eben nicht aus, gelegentlich etwas weniger zu essen. Die Kalorienrestriktion muss hierzu schon sehr konsequent, also über Jahre und Jahrzehnte hinweg, fortgeführt werden. Dies ist sicherlich eine Lebensperspektive, die nur eine sehr kleine, asketisch gestimmte Minderheit der Bevölkerung anspricht. Anders ausgedrückt: Kalorienrestriktion funktioniert. Sie ist aber praktisch beim Menschen kaum umzusetzen.

Lassen sich Gene betrügen?

Gibt es eine Lösung aus diesem Dilemma? Eine Möglichkeit scheint sich in jüngster Zeit abzuzeichnen. Auch hier sehen wir wieder, welche enormen Fortschritte die Grundlagenforschung und insbesondere die molekulare Biologie für die Medizin nach sich ziehen. Der Mechanismus, auf dem die lebensverlängernde Wirkung der Kalorienrestriktion beruht, ist inzwischen erkannt. Er besteht in der Aktivierung von so genannten Langlebigkeitsgenen, insbesondere des SIR 2. Die Frage stellt sich nun: Lässt sich ein solches Gen nur durch eine Kalorienrestriktion aktivieren oder springt es vielleicht auch auf andere Reize an? Die ideale Lösung wäre, wenn sich der gleiche biochemische Mechanismus auch bei normaler Nahrungszufuhr auslösen ließe. Anders ausgedrückt: Man müsste die Zelle betrügen und ihr eine Kalorienrestriktion lediglich vortäuschen. Der Traum wäre die Entwicklung einer Substanz, die als so genanntes CR-Mimetikum in der Zelle das Gene-silencing-Programm in Gang setzt, ohne dass der Organismus deshalb immer knapp vor dem Hungertod stehen muss. Dieser Traum könnte Wirklichkeit werden. Hauptsächlich dazu beigetragen hat ein junger Forscher der Harvard Medical School. Sein Name ist David Sinclair.

Sinclair und sein Team gehörten zu den ersten, die den Mechanismus des Gene Silencing durch Kalorienrestriktion beschrieben haben. Allerdings war Sinclair auch schnell klar geworden, wie schwer die praktische Umsetzung dieses Konzeptes ist. Seine ganze Energie verwandte er fortan darauf, ein entsprechendes CR-Mimetikum zu finden. Hunderte von Substanzen wurden hierzu immer wieder in Zellkulturen überprüft. Sinclair selbst beschrieb in einem Interview den entscheidenden Moment seiner Forschung wie folgt: »Ich sah, dass in einer Petrischale die Zellkuturen, die mit einem bestimmten Medium versetzt worden waren, viel länger lebten als alle anderen. Aber ich wusste nicht, in welchem Medium sich diese Zellkulturen befanden. Die Unsicherheit tötete mich fast, also schlich ich mich in das Labor und schaute vorzeitig auf die eigentlich verschlüsselten Etiketten. Und siehe da. Die Zellen die am längsten lebten, waren jene, die mit Resveratrol versetzt worden waren. Das war mein Eureka-Moment. Der Höhepunkt meiner Karriere.«

Sinclairs Karriere ging danach allerdings erst richtig los. Er veröffentlichte seine Untersuchungen erstmals 2003 im Wissenschaftsblatt Nature, einem der angesehensten Wissenschaftsmagazine der Welt. Sinclair hatte anhand der Bäckerhefe nachweisen können, dass bei Zugabe von Resveratrol die Organismen auch ohne Kalorienrestriktion eine um siebzig Prozent erhöhte Lebenserwartung aufwiesen. Jetzt war der Damm gebrochen. Die New York Times berichtete auf ihrer Titelseite über Sinclairs sensationelle Entdeckung. Auch andere Arbeitsgruppen fingen an, sich mit dem Thema auseinanderzusetzen. Fruchtfliegen und Fadenwürmer, die anderen Modellorganismen der genetischen Forschungslabors, wurden mit Resveratrol gefüttert. Auch hier zeigte sich das gleiche Ergebnis: Eine deutliche Zunahme der Lebenserwartung, wie sie sonst nur durch eine Kalorienrestriktion zu erzielen war.

Aber lassen sich die Ergebnisse von solch niederen Organismen tatsächlich auf den Menschen übertragen? Um dies zweifelsfrei nachzuweisen, wird es sicherlich noch einige Jahre Forschung brauchen. An menschlichen Zellkulturen wurden entsprechende Versuche jedoch bereits durchgeführt – mit Erfolg. Das Gene-Silencing-Programm funktioniert in allen lebenden Zellen, auch in denen des Menschen. Die Vision eines CR-Mimetikums scheint damit näher zu rücken, und Resveratrol ist auf dem besten Wege, die Anti-Aging-Substanz schlechthin zu werden. David Sinclair gibt dazu folgenden Ausblick: »Natürlich stehen wir erst am Anfang, und Forscher müssen ja immer vorsichtig sein. Aber die grundlegenden Mechanismen der Kalorienrestriktion sind beschrieben. Die Wirksamkeit von CR-Mimetika ist belegt. Resveratrol ist bis heute von allen potentiellen CR-Mimetika das wirksamste. Wir forschen auf diesem Gebiet intensiv weiter. Und wir machen Fortschritte. Und natürlich feiern wir jeden Fortschritt mit einem Glas Rotwein.« Selten hat uns die Grundlagenforschung eines Harvardprofessors mehr erfreut.

INFO

Fisch in Rotwein

Wenn es um die Erforschung genetischer Mechanismen geht, arbeiten Biologen gerne mit einfachen Organismen wie Hefepilzen, Taufliegen oder Fadenwürmern. Das hat zwei Gründe. Zu einen lassen sich diese Lebewesen ohne großen Aufwand halten, zum anderen vermehren sie sich sehr schnell. So lassen sich in kurzer Zeit viele Generationen auf entsprechende Veränderungen untersuchen. Bei derartigen Untersuchungen stellt sich dann allerdings immer wieder die Frage: Lassen sich Ergebnisse, die an solch simplen Organismen gewonnen wurden, auch auf komplexere Wesen übertragen? Eine italienische Forschergruppe hat 2006 erstmals eine Untersuchung über die Wirkungen von Resveratrol auf den Alterungsprozess von Fischen, also von Wirbeltieren, durchgeführt. Als Untersuchungsobjekt wählten sie eine zu den Kärpflingen gehörende Fischart namens Nothobranchius furzeri. Diese Fische leben im Durchschnitt lediglich neun Wochen und zeigen gegen Ende ihres Lebens typische Alterserscheinungen wie eine eingeschränkte Bewegungsfähigkeit, nachlassendes Lernvermögen und verminderte geistige Leistungsfähigkeit. Sie stellen somit überaus geeignete Modellorganismen für eine Anti-Aging-Studie dar. Die italienischen Forscher versetzten nun das Futter einer Gruppe von Kärpflingen mit Resveratrol und verglichen die Lebensspanne und das Verhalten dieser Tiere mit denen von Fischen, die ohne eine entsprechende Nahrungsergänzung auskommen mussten. Das Ergebnis war überraschend deutlich: Die Lebenserwartung der Fische verlängerte sich um 30, bei höheren Dosierungen sogar um 60 Prozent. Gleichzeitig waren die langlebigen Tiere auch im hohen Alter noch sehr aktiv. Sie erkundeten weiterhin neugierig ihre Umgebung, bewegten sich viel und hatten keine Probleme, neue Zusammenhänge zu erlernen – Fähigkeiten, die bei ihren normal ernährten Artgenossen im Alter deutlich abnahmen. Auch diese aktuelle Studie belegt: Es gibt derzeit kein wirksameres Anti-Aging-Mittel als Resveratrol.

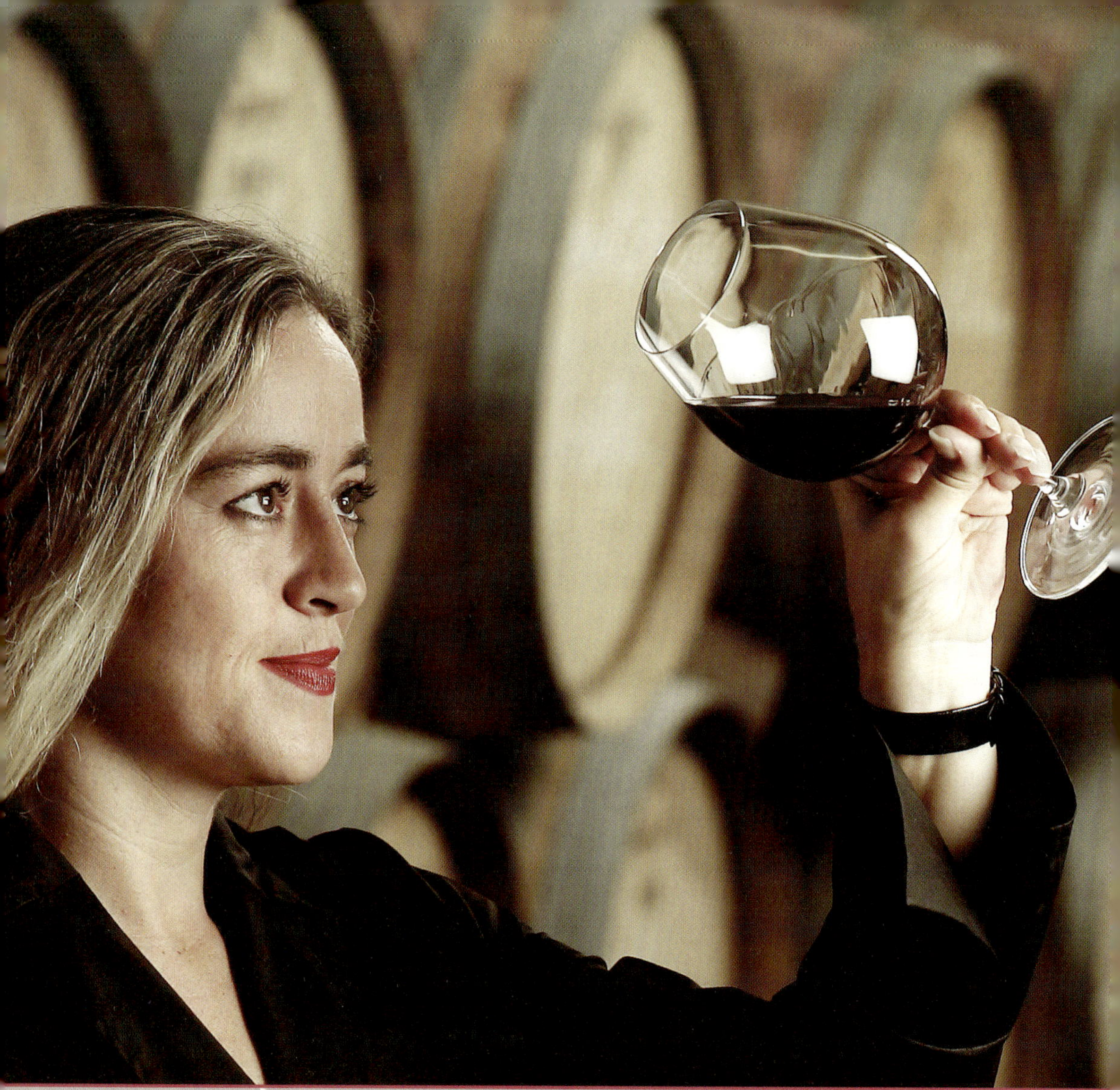

Weitere Rotwein-Polyphenole

Das Ganze ist mehr als die Summe seiner Teile.

Aristoteles

Resveratrol ist zweifellos das wichtigste, aber nicht das einzige Polyphenol des Rotweins. Daneben finden sich noch eine ganze Reihe weiterer Substanzen, die ebenfalls ausgeprägt gesundheitsfördernde Wirkungen haben. Hierzu zählen:

Quercetin

Quercetin gehört zur Klasse der wasserlöslichen Pflanzenpigmente. Gleichzeitig ist es ein Baustein, aus dem viele andere Flavonoide zusammengesetzt werden. In seinem Wirkspektrum zeigt es viele Parallelen zum Resveratrol. Wie dieses hat auch Quercetin eine ausgeprägte antioxidative und antiinflammatorische Wirkung. Darüber hinaus hemmt Quercetin das Zusammenklumpen der Blutplättchen und beugt so der Bildung einer Thrombose vor. Quercetin hat auch antiallergische Wirkungen. Dies beruht vor allem auf der Tatsache, dass es ein Gegenspieler des Histamins ist. Quercetin blockiert also genau jene Substanz, die für die Auslösung allergischer Reaktionen verantwortlich ist. Und schließlich ist das Quercetin auch ein Phytoöstrogen, also ein pflanzliches Hormon mit teilweiser östrogener, teilweise antiöstrogener Wirkung. Dies macht Quercetin zu einer Substanz mit ausgeprägt krebspräventiven Effekten. Aber nicht nur bei der Vorbeugung von Krebserkrankungen spielt Quercetin eine Rolle. Es hat auch einen direkten Antikrebseffekt: Ähnlich wie manche Krebstherapeutika hemmt auch Quercetin ein Enzym namens Proteinkinase C. In einigen Ländern hat Quercetin daher sogar eine offizielle Zulassung als Krebsmedikament und wird als Begleitbehandlung bei Chemotherapien eingesetzt. Zu den Nahrungsmitteln mit dem höchsten Quercetingehalt zählen Zwiebeln und Schnittlauch. Auch Äpfel sind gute Quercetinquellen. In der Weintraube findet es sich vor allem in der Schale und in den Kernen.

Anthocyanidine und OPC

Anthocyanidine gehören ebenfalls zu den Flavonoiden. Es sind jene Substanzen, die vielen Beerenarten ihre rote, blaue, violette oder schwarze Farbe verleihen. Der Name leitet sich ab vom griechischen anthos = Blüte und cyanos = blau. Eine spezielle Untergruppe der Anthocyanidine sind die OPCs (Oligomere Proanthocyanidinkomplexe). Das »Pro« bezieht sich auf den farblosen Zustand dieser Komplexe und ihre Fähigkeit, zu roten Anthocyanidinen umgewandelt zu werden. Anthocyanidine und OPCs spielen vor allem eine Rolle in der Vorbeugung der Arteriosklerose. Wie alle Polyphenole sind auch sie wirksame Fänger von freien Radikalen. Mit den antioxidativen Vitaminen C und E entfalten OPCs eine synergistische Wirkung. Sie hemmen Vitamin-C-Abbauprozesse und helfen beim Recycling des Vitamin E. Darüber hinaus fangen sie auch freie Eisenmoleküle ein, die ebenfalls prooxidative Effekte haben. OPCs besitzen eine direkt blutdrucksenkende Wirkung. Dies unterstützt ihre Schutzfunktion vor Herz-Kreislauf-Erkrankungen zusätzlich.

Eine spezifische Wirkung der OPCs besteht in der Bildung von Kollagen. Damit gehören die OPCs zu den wenigen Substanzen, die auch direkt auf den Alterungsprozess der Haut einwirken. Zusätzlich beschleunigen sie den Abbau von Lipofuszin. Lipofuszin ist ein Abfallprodukt des Zellstoffwechsels, das sich in vielen Körperzellen anreichern kann. Im Bereich der Haut fallen diese Lipofuszinablagerungen dann als Altersflecken auf.

Catechine

Catechine sind vor allem bekannt geworden als die gesundheitlichen Wirkstoffe des Grünen Tees. In diesem kommen die Catechine in vier verschiedenen Formen vor: die beiden bekanntesten sind das Epicatechin und das Epigallocatechin Gallat. Catechine sind enorm effektive Radikalefänger. Es wird geschätzt, dass ihre antioxidative Wirkung etwa hundertmal stärker ist als die von Vitamin C und fünfundzwanzigmal stärker als die von Vitamin E. Darüber hinaus aktivieren Catechine wichtige antioxidative Enzyme wie die Gluthation-Peroxidase. Catechine habe eine antivirale und antimikrobielle Wirkung. Seit langem bekannt und vielfach beschriebenen ist ihr krebsvorbeugender Effekt. Die Tatsache, dass Grüner Tee in Asien als das Gesundheitsgetränk schlechthin gilt, ist im Wesentlichen seinem Gehalt an Catechinen zu verdanken. Im Schwarzen Tee finden sich übrigens kaum Catechine. Beim Prozess der Fermentierung, die dem Schwarzen Tee seine typische Farbe und seinen Geschmack verleiht, werden sie weitgehend zerstört. Wer also in den Genuss der gesundheitsfördernden Wirkungen dieser speziellen Pflanzenstoffe kommen möchte, muss demnach Grünen Tee trinken – oder roten Wein.

INFO

Das Netzwerk der Polyphenole

Ein guter Wein zeichnet sich durch Komplexität und eine Vielfalt von Aromen aus. Komplex und vielfältig sind aber auch die Inhaltsstoffe, die nicht nur für das Geschmackserlebnis verantwortlich sind, sondern ebenso für die gesundheitlichen Wirkungen des Rotweins. Die Forschung darüber, inwieweit die verschiedenen Polyphenole des Rotweins sich gegenseitig in ihrer Wirkung ergänzen oder sogar potenzieren, steht noch am Anfang. Aus der Vitaminforschung haben wir jedoch gelernt, dass es häufig nicht so sehr die Einzelsubstanzen sind, welche für positive Gesundheitswirkungen verantwortlich zeichnen, als vielmehr das Zusammenwirken dieser Substanzen. Längst wissen wir, dass die hoch dosierte Gabe einzelner Vitamine nur sehr beschränkte Wirkungen hat. Viel wichtiger ist es, das gesamte »antioxidative Netzwerk« der Vitamine in seiner Vielfalt zu nutzen. Dies gilt in gleicher Weise wohl auch für die sekundären Pflanzenstoffe. Und nicht zuletzt gilt es für die Rotwein-Polyphenole. Also: Resveratrol ist gut. Resveratrol und Co. sind besser.

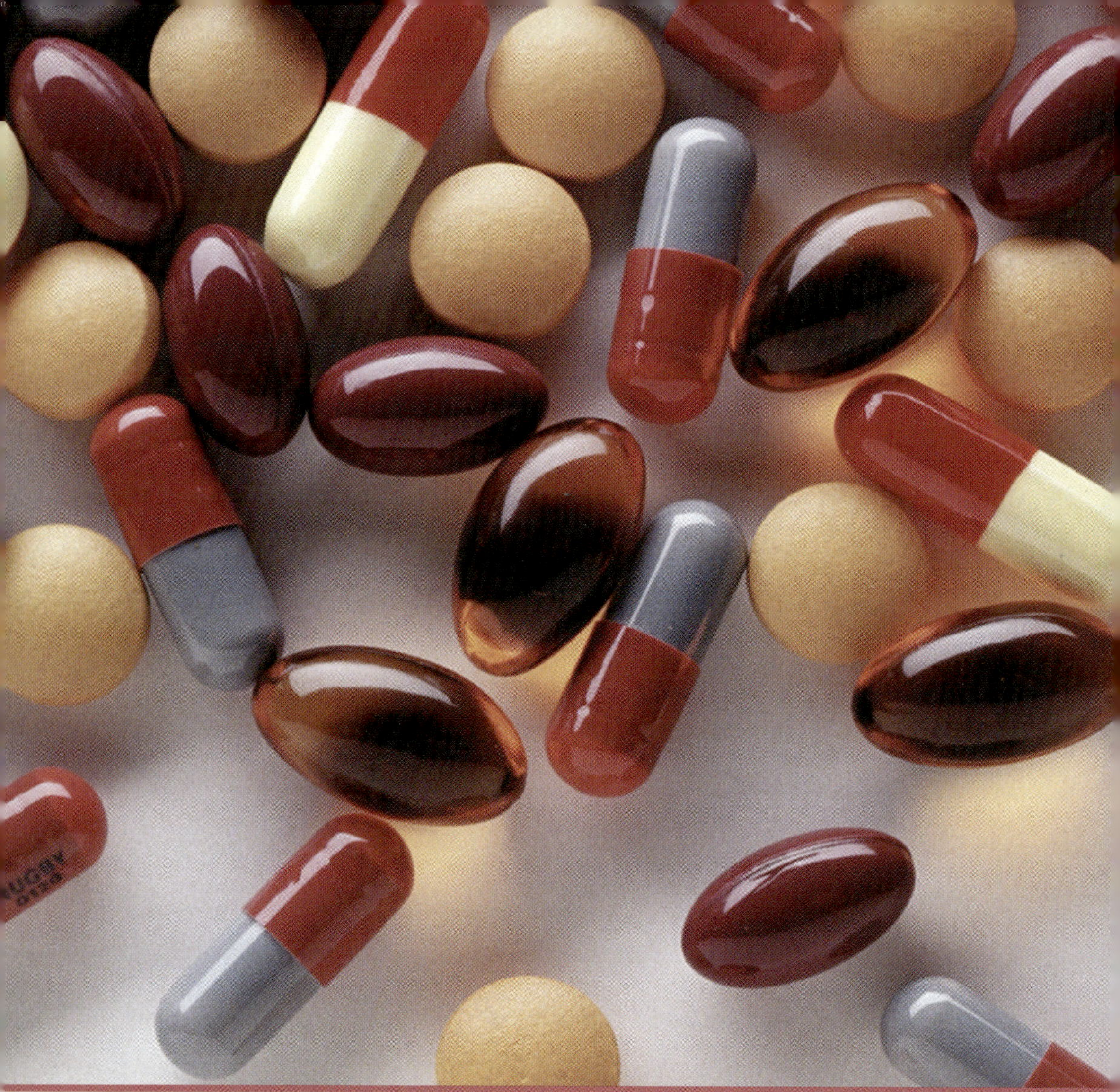

Wie sinnvoll sind Supplemente?

Ich nehme meinen Wein nicht in Pillenform zu mir.

Jean Anthelme Brillat-Savarin

Jean Anthelme Brillat-Savarin ist der Verfasser des 1826 erschienenen Buchs »Physiologie des Geschmacks – oder Betrachtungen über das höhere Tafelvergnügen«, der Bibel aller Feinschmecker und das Standardwerk der Gastrosophie. Mit dem oben genannten Zitat soll er geantwortet haben, als man ihm zum Nachtisch Weintrauben kredenzen wollte. Welch ein Widerwillen würde den berühmten Gourmet wohl überkommen, böte man ihm tatsächlich statt eines Glases Bordeaux eine Pille mit Resveratrol an? Solche gibt es inzwischen tatsächlich. Und wie man sich denken kann, sind sie nicht unumstritten. Im supplementverliebten Amerika sind sie bereits ein Verkaufsschlager. Dort findet man in Drogerien und »Vitamin shops« nicht nur Vitamine und Mineralstoffe in allen erdenklichen Konzentrationen und Kombinationen; auch Resveratrolpillen erfreuen sich dort großer Beliebtheit.

Der europäische Rotweinfreund wendet sich da zumeist mit Schaudern ab. Wie kann ich den unvergleichlichen Genuss eines guten Glases Rotwein eintauschen gegen das Schlucken einer im besten Falle geschmacksneutralen Tablette? »Es ist, als ob Gott in roten Samthosen die Kehle hinunterspazieren würde«, schwärmt in dem französischen Filmklassiker »Die Kinder des Olymp« der Schauspieler Frédéric Lemaitre über einen Rotwein. So etwas wird man von einem Resveratrolsupplement wohl niemals sagen können.

Macht es trotzdem Sinn, solche Präparate zu nehmen? In Einzelfällen schon. Die positiven Wirkungen des Resveratrols haben wir in den vergangenen Kapiteln ausführlich dargestellt. Und natürlich ist es die mit Abstand beste und angenehmste Art und Weise, dieses Resveratrol in Form eines Glases Rotwein zu konsumieren. Ein bis zwei Glas decken den Tagesbedarf zumeist ab, je nach Rotweinsorte. Hinzu kommt, dass der im Wein enthaltene Alkohol zusätzliche positive Wirkungen entfaltet.

Rotwein – nicht für alle geeignet

Letzteres ist allerdings nicht immer so. Auch darauf haben wir hingewiesen. Es gibt eine ganze Reihe von Menschen, die auf Alkohol besser verzichten. Das sind zum einen jene, die Alkohol einfach nicht mögen, ihn nicht vertragen oder einer Glaubensgemeinschaft angehören, die den Genuss von Alkohol untersagt. Es sind zum anderen aber vor allem diejenigen, die alkoholkrank sind oder eine entsprechende Gefährdung aufweisen. Wer ein Alkoholproblem hat oder hatte, der sollte nicht mit dem Feuer spielen und darauf vertrauen, dass es bei ein oder zwei Gläsern bleibt. Für ihn gibt es nur eine Lösung: vollständig »trocken« zu bleiben.

Auf Alkohol verzichten sollten auch all diejenigen, die eine geschädigte Leber haben oder bestimmte Medikamente einnehmen müssen. Frauen, die schwanger sind oder stillen, sollten ebenfalls keinen oder nur sehr wenig Alkohol zu sich nehmen, ebenso jene, die ein erhöhtes Brustkrebsrisiko haben.

Und natürlich können auch Personen ohne medizinische Risikofaktoren in Situationen kommen, in denen es ratsam ist, keinen Alkohol zu trinken. Dies gilt zum Beispiel, wenn man sich anschließend noch an das Steuer seines Autos setzen muss.

In all diesen Fällen ist der Verzicht auf Alkohol ratsam, nicht aber der auf Resveratrol. Da es – mit Ausnahme der grauenerregenden Erdnussbutter – aber neben dem Rotwein so gut wie keine natürlichen Nahrungsmittel mit ausreichenden Resveratrolkonzentrationen gibt, macht es durchaus Sinn, in solchen Situationen zu einem Nahrungssupplement zu greifen. Kulinarisch gesehen ist das natürlich eine Nullnummer. Medizinisch betrachtet ist es jedoch durchaus ratsam.

Resveratrol ist ein empfindlicher Stoff

Die Einnahme eines solchen Supplementes setzt allerdings voraus, dass das Resveratrol darin auch tatsächlich wirksam ist. Dies ist offensichtlich nicht immer der Fall. Der bereits erwähnte Harvard-Forscher David Sinclair hat in seinem Labor eine Reihe von Resveratrolpillen getestet. Das Ergebnis war niederschmetternd. Die meisten von ihnen zeigten keinerlei Effekt. Der Grund hierfür ist schnell erklärt: Resveratrol ist eine relativ empfindliche Substanz. Vor allem an der Außenluft und unter Einwirkung von Sonnenlicht reagiert das Resveratrol mit den freien Radikalen seiner Umgebung und verliert dadurch rasch seine antioxidative Wirkung.

Ein wirklich gutes Resveratrolsupplement bedarf daher einer sehr sorgfältigen Herstellung. Die Moleküle müssen licht- und luftdicht in eine besondere Darreichungsform gebracht werden – ein Aufwand, den die meisten Hersteller nicht betreiben. Sollten Sie sich also für ein Resveratrolsupplement entscheiden, so achten Sie zum einen auf die richtige Konzentration des Inhaltsstoffs. Es sollten mindestens 40 Milligramm sein. Schauen Sie aber vor allem auch darauf, wie das Präparat hergestellt wurde und ob das darin enthaltene Resveratrol in einer stabilen Form vorliegt.

Ein weiterer Vorteil von Nahrungssupplementen ist die Tatsache, dass man mit definierten Dosierungen arbeiten kann. Dies ist nicht zuletzt von Bedeutung, wenn es um klinische Studien zum Thema Resveratrol geht. Bekanntermaßen unterliegt der Resveratrolgehalt verschiedener Rotweine großen Schwankungen. Wenn es darum geht, die Wirksamkeit einer Substanz wissenschaftlich zu überprüfen, ist es jedoch von entscheidender Bedeutung, diese Substanz in einer gleichmäßigen Konzentration vorliegen zu haben. Nicht zuletzt weil Resveratrol inzwischen immer mehr unter rein medizinischen Gesichtspunkten eingesetzt wird, ist es wünschenswert, dass eine tägliche Mindestzufuhr gesichert ist.

Alle Polyphenole nutzen

Ein abschließender Aspekt kommt noch hinzu. Im letzten Kapitel haben wir gesehen, dass Resveratrol zwar die wichtigste, aber durchaus nicht die einzige gesundheitsfördernde Substanz im Rotwein ist. Auch die anderen Rotwein-Polyphenole wirken sich positiv auf unsere Gesundheit aus. Sinnvoller als eine reine Resveratrolkapsel wäre daher ein Supplement, das die gesamte Bandbreite der unterschiedlichen Rotweininhaltsstoffe (Quercetin, Epicatechin, OPCs) in konzentrierter Form enthält. Nur so ließen sich auch die synergistischen Effekte dieser Substanzen voll nutzen. Ein derartiges Präparat herzustellen ist sicherlich eine anspruchsvolle Aufgabe. Lassen wir die entsprechenden Firmen in Ruhe daran arbeiten.

In der Zwischenzeit sollten all diejenigen, die es dürfen und vertragen, ihre entsprechende Menge an Resveratrol auch weiterhin auf die angenehmste Art der Welt zu sich nehmen: in Form eines Glases Rotwein.

Fast überall auf der Welt prosten die Menschen einander zu, wenn sie gemeinsam trinken, und fast überall verbinden sie dies mit dem Wunsch nach Gesundheit. Die neue medizinische Forschung konnte belegen, dass dies nicht nur ein frommer Wunsch ist. Beim mäßigen aber regelmäßigen Trinken von Rotwein stellt sich genau das ein, worauf die Menschheit seit jeher anstößt: Santé, Salud, to your health – Gesundheit und ein langes Leben!

Anhang

Literatur

Aggarwal, Bharat B.: Resveratrol in Health and Disease. New York: CRC Press 2005.

Del Monego, Markus: Warum der Wein korkt und andere Weingeschichten. Königswinter: Heel 2004.

Johnson, Hugh: Hugh Johnsons Weingeschichte. München: Hallwag 2005.

Kleine-Gunk, Bernd: Anti-Aging – moderne medizinische Konzepte. Bremen: Uni-med 2003.

Parker, James N.: Wine. A medical dictionary. San Diego: ICON 2003.

Steuerer, Rudolf: Gesundheit und Wein. Wien: Ueberreuther 2000.

Theis, Günter: Gesund durch Wein. München: Ehrenwirth 2001.

Worm, Nicolai: Täglich Wein. München: Hallwag 2004.

Stichwortverzeichnis

Stichwortverzeichnis

Bibliografische Information der Deutschen Nationalbibliothek
Die Deutsche Nationalbibliothek verzeichnet diese Publikation in der Deutschen Nationalbibliografie; detaillierte bibliografische Daten sind im Internet über http://dnb.d-nb.de abrufbar

Medizinverlage Stuttgart GmbH & Co. KG
Oswald-Hesse-Str. 50 · 70469 Stuttgart

Printed in Germany

Programmplanung: Thomas Kleeberg

Lektorat und Bildredaktion: Uli Ellwanger

Umschlaggestaltung:
CYCLUS · Visuelle Kommunikation, Stuttgart

Bildnachweis:
Umschlagfoto: Getty Images
Fotos im Innenteil: Weingut Höfflin, Bötzingen, S. 38, 62, 100; alle übrigen: Archiv der Thieme Verlagsgruppe

Gedruckt auf chlorfrei gebleichtem Papier

Satz: Fotosatz H. Buck, Kumhausen
gesetzt in QuarkXPress 4.1
Druck: Westermann Druck Zwickau GmbH

ISBN 3-8304-3370-0
ISBN 978-3-8304-3370-5

2 3 4 5 6

Wichtiger Hinweis:
Wie jede Wissenschaft ist die Medizin ständigen Entwicklungen unterworfen. Forschung und klinische Erfahrung erweitern unsere Erkenntnisse, insbesondere was Behandlung und medikamentöse Therapie anbelangt. Soweit in diesem Werk eine Dosierung oder eine Applikation erwähnt wird, darf der Leser zwar darauf vertrauen, dass Autoren und Verlag große Sorgfalt darauf verwandt haben, dass diese Angabe dem **Wissensstand bei Fertigstellung des Werkes** entspricht.
Die Ratschläge und Empfehlungen dieses Buches wurden vom Autor und Verlag nach bestem Wissen und Gewissen erarbeitet und sorgfältig geprüft. Dennoch kann eine Garantie nicht übernommen werden. Eine Haftung des Autors, des Verlages oder seiner Beauftragten für Personen-, Sach- oder Vermögensschäden ist ausgeschlossen